〔英〕安娜贝尔·斯特里茨——著　林　田——绘　章　勇——译

52 WAYS TO WALK

我被行走治愈了

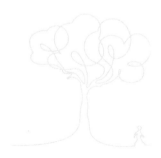

北京科学技术出版社

52 Ways to Walk

Copyright © 2022 by Annabel Streets

Published by arrangement with Rachel Mills Literary Ltd.

Simplified Chinese translation copyright © 2025 by Beijing Science and Technology Publishing Co., Ltd.

著作权合同登记号　图字：01-2024-6088

图书在版编目（CIP）数据

我被行走治愈了 /（英）安娜贝尔·斯特里茨著 ；

林田绘 ；章勇译. -- 北京 ：北京科学技术出版社，

2025（2025 重印）. ISBN 978-7-5714-4345-0

Ⅰ. R161.1

中国国家版本馆CIP数据核字第2025RQ4715号

策划编辑：赵丽娜	电　　话：0086-10-66135495（总编室）
责任编辑：赵丽娜	0086-10-66113227（发行部）
责任校对：贾　荣	网　　址：www.bkydw.cn
图文制作：旅教文化	印　　刷：雅迪云印（天津）科技有限公司
责任印制：李　茗	开　　本：889 mm×1194 mm　1/32
出 版 人：曾庆宇	字　　数：186 千字
出版发行：北京科学技术出版社	印　　张：9.375
社　　址：北京西直门南大街 16 号	版　　次：2025 年 3 月第 1 版
邮政编码：100035	印　　次：2025 年 4 月第 2 次印刷
ISBN 978-7-5714-4345-0	

定　　价：79.00元

步行是一门
令人惊奇的学问

坚持每周步行计划
拥抱健康、收获快乐

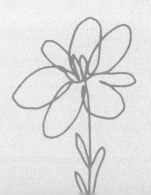

前　言

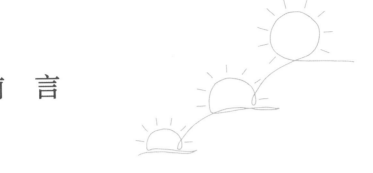

　　23 岁那年，我用仅有的积蓄报名学了开车，并买了一辆嘎吱作响的菲亚特牌小汽车。我很喜欢自己的小车，经常开着它在城里尽情兜风。我家之前没车，我父亲甚至不会开车。至于我的母亲，她倒是在 40 多岁时终于去学开车了，但考了 7 次都没拿到驾照。我家住得很偏，那里的公共交通最好的情况是时间没准，最差的情况是干脆没个车影。如需采买，我们就得长途跋涉，走很远的路。或许这就是"小菲亚特"能给我带来那么多快乐的原因。

　　我的驾驶经历与职业生涯颇为相似，均导致身心发生了一系列变化：身材逐渐圆润、肌肉酸痛、肢体僵硬、弯腰驼背；心理愈发焦虑、不安、不满。差不多就在那个时候，我发现了一个神奇的事实。我在比尔·布莱森（Bill Bryson）的《林中漫步》（*A Walk in the Woods*）一书中读到，美国人平均每周步行仅 2 千米。

　　在那一瞬间，我意识到，有车之后，自己的生活经历了翻天覆地的变化。毕竟我的步行情况也没好到哪里去：能开车就不走路，白天懒洋洋地坐在办公桌前，晚上则瘫在沙发上不动弹。突然间，我对过去的生活产生了深切的向往，我怀念纯粹的行走乐趣、无尽的徒步探险、行走于狂野凛冽的风里。我决定了，我要"行动"起来，让生活更充实、有活力。

我给自己定了一条规矩：不到万不得已，绝不开车。取而代之的是步行。在随后的几个月里，我注意到之前开车去的许多地方其实都离我家很近。步行去超市只需 20 分钟，去看牙医只需 15 分钟，但我为什么之前都是开车去的呢？更可笑的是，我为什么要开车去健身房呢？就为了在跑步机上走几步，或者在动感单车上坐着？

此外，我还注意到：一遇到下雨、刮风、天黑、天热，或者我饿了、感到无聊、无人陪伴——这些只是我的部分借口——我的代步小车就有了我无法抗拒的诱惑力。于是，我养了狗，还购入了一套合身的防雨服，寒冷、潮湿或黑暗再也不能成为我逃避步行的借口了。我渐渐爱上了夜间行走、雨中漫步、踏泥而行、餐后散步、周末乘风登山、古道漫步。行走从未如此迷人，如此令人兴奋。

后来，我又因饱受久坐引起的背部疼痛之苦，为自己定了第二条规矩：尽量将可坐着完成的活动改为步行中的活动。工作可以在步行中进行，假期可以在步行中度过，每周的商场购物变成了"拉练"，和朋友在咖啡店里喝咖啡则成了"咖啡漫步"。我曾邀请同事们与我一同漫步，不过他们拒绝了我的邀约，借口似曾相识：风太大、太热了、太冷了、太早了、太晚了。（一些）朋友和家人也不例外，他们拒绝漫步的理由是：路太远、太陡、太泥泞，他们太累，漫步太无聊……尤其是"无聊"。

一个问题开始萦绕在我心头：如果所有这些借口恰恰是行走的绝佳理由呢？至此，我开始定期研究和撰写有关行走与健康的文章。阳光、土壤、雪季、寂静、气味等关于运动和大自然的惊人力量的研究成果不断发至我的收件箱，证实了我的一些猜测。我展开了一系列与行走相关的实验：山间徒步、林中漫步、赤足行走、逆向行走、在月光下行走、沿河而行、沿着朝圣路线①行进、搜寻路上形形色色的美好、边嗅边走、一边唱歌跳舞一边阔步行走、边行走边捡拾垃圾、觅食行走、冥想行走、快速行走、静静行走……行走再次成为我生命中的美妙探险。与以前不同的是，这一回的探险有科学助阵，我可以用科学研究成果解释行走的方式和原理。

研究人员对步行有益于健康似乎没有什么争议。经常步行可以帮助人逆转糖尿病、抵御心脏病、预防癌症、降低血压、减轻体重、对抗抑郁和焦虑……事实上，一项研究得出结论，运动每

---

① 朝圣路线通常指因独特的历史意义、自然风景和文化遗产而闻名于世的古老徒步路线。——编者注

年可防止约 400 万人过早死亡。一些流行病学家认为这一数字太过保守，他们认为仅步行每年就可挽救多达 800 万人的生命。另一项研究称，运动可以预防 35 种慢性疾病。

事实证明，当你运动时，体内会发生一系列复杂的生理变化。步行 12 分钟就可改变血液中 522 种代谢物的水平，这些产物可调节心肺功能，影响大脑的神经元。你行走时，氧气输送至体内各大器官的效率会提升。此外，行走对改善记忆力、创造力、情绪和思考能力也有益。步行时，肌肉、关节、骨骼和肌腱以一种精心设计的方式，协调有序地运作，无需费什么力，便可推动你前进。步行还会激活许多分子通路，扩张心血管，增强肌肉力量，让动脉内壁更平滑，促使身体更有效地利用血液中的葡萄糖，并帮助身体在一种被称为"表观遗传修饰"（Epigenetic Modification）的奇妙过程中"打开"或"关闭"某些基因。步行不但可以增进你自身的健康，同时还能造福子孙后代。研究人员发现，在育龄期运动的人生出的孩子的抵抗力会更好；研究人员还发现，有运动习惯的孕妇会在母乳中产生一种化合物，降低婴儿终身罹患糖尿病、心脏病和肥胖症的风险。

此外，每步行一次，都有助于减轻空气污染和噪声污染，可以避免更多的土地被建成混凝土停车场和城外购物中心——每当人们向政府请愿，要求开辟步行路线和公园，保护林地和湿地时，人们都在为建设一个共享的更美好的世界而努力。在大自然中漫步能拉近人们与大地的距离，让人们更关心它，关心大地上的小小昆虫、斑驳青苔、壮美高山和苍翠巨树。人们关心这些令人震撼的生命奇迹和自然奇观时，就想要保护它们。

城镇也是漫步的好去处。你在步行而非开车时，能目睹多样的生物群落，也会让居住环境变得更干净、宜人、宁静、安全。

人们几乎忘却步行的感觉了。然而，人们生来就是要行走的。在阳光明媚的日子里，你可以穿着舒适的运动鞋，循着手机地图的导航走上一段，或翻越山坡，或在森林中沿着河流寻找食物、追踪气味。在其他时候，你仍然可以行走：在狂风骤雨、寒冬、黑夜中，你可以隐入人群或独自前行，有时甚至可以反向行走或赤足行走。

是时候重新看待行走，重温行走的乐趣了。行走并不无聊，也从不曾无聊。你之所以觉得无聊，可能是因为陷入了行走的怪圈：相同的路线、相同的时间、相同的伙伴。但是，行走的方式有很多种，行走的理由也有很多种。你无论在哪里生活或工作，都可以直接从家门口出发，转瞬间沉浸在野生动物、天文地理、历史文化和建筑群落的奇幻世界里。

行走不仅仅是为了完成每日步数或"运动"。良好的身心状态确实是行走的伴生品，行走的乐趣也远不止计步。你可以把行走视为一种手段，用它来解开城市和小镇的谜团，感受自然，与爱犬共度美好时光，增进友谊，寻找信仰和自由，拒绝采取污染空气的交通方式，培养你的嗅觉，欣赏星空的浩瀚，体验黑夜的静谧，感知世界的细微和美妙之处。

希望本书能激励你重新领略行走的乐趣、神秘，帮助你在行走时感到惊奇和兴奋。本书列举的 52 种行走方式会带你发现行走的无穷乐趣和益处。最后，我衷心希望你能多走走，终身享受行走带来的幸福和健康。

阅读说明

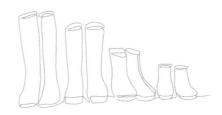

　　本书的每一章都象征着一次新的步行尝试。因此，我将其定为一个为期1年的每周步行计划。我力求各章节能与不同的天气状况相匹配，偶尔也能与公认的"大事件"相关联。更重要的是，我把它安排得像自助餐一样，你可以根据自己的情况和意愿随意调整。我热切地希望，通过尝试不同的行走方式，在不同的天气条件、时间、路线和地点行走，你会不断发现一些新奇和意想不到的事物，甚至领悟到些什么。

　　在人们的印象中，步行，比如散步，是一件非常随性的事情，想走就能走，无需任何计划或预想。当然，这也是散步的一大乐趣——走出家门，然后踏上未知的旅程。

　　有意思的是，如果在出发前稍做准备和计划，你就更可能收获意想不到的惊喜和启示。如果装备合适，工具趁手，那么在阴冷潮湿的冬日里，疾步前行就会变得轻松许多。如果你有明确的路线，抬头满月当空，身旁朋友相伴，穿着合适的鞋子，那么月光下的漫步就更惬意了。这就好比画画，如果既没有画板也没有画笔，画家就无法外出写生。因此，在匆匆忙忙出门之前，不妨先整顿行装，检查装备，并制订一个粗略的计划。此外，研究表明，与那些只是随便溜达的人相比，坚持散步的人更可能制订步行计划。

你可以查看地图、书籍、应用程序和在线网站，了解新开路线、朝圣路线、远足路线、附近的古道、令人向往之地、几乎无人造访的小径，并尽快记下你喜欢的路线、目的地，以及预计步行时间（比如步行 3 千米预计需要 1 小时）、交通方式和饮食选择。

在采用本书提到的一些行走方式前，你需要准备装备。例如，夜间行走、山区徒步、雨天行走都需要穿着舒适的鞋履和服装。也就是说，鞋底要防滑，外套要防水。

检查防水装备（雨靴、派克大衣和雨裤）质量的最好方法之一是在淋浴时穿上它们。如有漏水，你可以用优质的防水修复剂修复防水层。清洗雨靴后需要给靴子做好防水，必要时更换鞋带。

在城市中行走时，你也需要一双舒适的鞋子。对我而言，运动鞋得有宽大的方形鞋头、相对较薄且富有弹性的鞋底，以及零落差（即鞋头和鞋跟在同一高度）的鞋跟设计。穿太小的鞋子可能阻碍血液流动，导致足部麻木和肿胀；而穿太大的鞋子则容易在走路时跟跄和被绊倒。要多尝试、多比较，这样你才能找到最适合自己的鞋。

你如果穿的是普通运动鞋，就请检查它们是否有磨损。研究表明，磨损严重的运动鞋会影响你的姿势和步态，从而增加受伤的概率。你如果害怕摔倒，就可以选择轻便、无鞋带、带有防滑橡胶底的鞋子，因为它们可以提供额外的抓地力。无论穿什么鞋，你都要确保它们舒适、透气，必要时还能防水。

如果要进行较长时间的徒步旅行或在崎岖不平的地形上跋涉，那么你需要一双结实且合脚的登山靴，鞋底要耐磨，脚踝处要有支撑力。还有快干、透气、防止起水疱（如果你属于易起疱体质）的登山袜。我会在季末促销时囤夏天和冬天的登山袜。

如果你突发奇想，想来次一日徒步，就请准备一个小背包。我的背包里有几张水疱贴、几片消毒湿巾、一包纸巾、几片止痛药、一个水壶、一个带铅笔和橡皮的小画板、一套轻便的望远镜、一瓶防晒霜、一只便携式尿斗，还有一包坚果。

将你的步行"装备包"（内含太阳镜、防晒霜、帽子、手套、雨伞、派克大衣、门钥匙、便携式咖啡杯、水壶、驱虫剂等所有你需要的物品）放在一个方便取用的固定位置，这样你就可以随时享受户外的乐趣，无惧阳光、月夜和暴风雨。

在冬季徒步和风中漫步时，保暖内衣、手套、帽子和厚袜子是必不可少的，保温瓶则会锦上添花。如果要进行长途徒步旅行，你还可以考虑配一副伸缩式登山杖（尤其是在需要步行下山的情况下），并确保背包是舒适的。

给孩子们准备专属的（小）背包，里面装上他们喜欢的零食，这样可以减少他们的抱怨，省去背着他们走的麻烦，也省得你到时候不得不费尽口舌哄他们或给他们加油鼓劲。

如果途经莱姆病肆虐的地区，请在背包中备好驱虫剂。

如果步行时间不长，目的地不远，你就可以用口袋或腰包装物品。这样有助于维持步态的平衡，确保双臂自由摆动。

准备好背包，制订好步行计划，把计划书钉在墙上。接下来，无需翻阅路线图或巴士时刻表，也无需翻找派克大衣、水壶或水疱贴，你只需要随便翻开本书的某一章节，开始阅读里面提到的步行知识。看视频看得太久？翻到"第42周：饭后百步走"，放下电子设备，进行一次有益健康的餐后散步吧。睡眠不好？看看"第50周：道傍万年松，人行翠微里"，了解如何通过步行改善睡眠质量。恶劣天气使你无法步行？翻阅"第12周：雨中漫步"，探索雨中漫步的惊人益处。看电脑时间太长，眼睛干涩疼痛？参阅"第8周：风物长宜放眼望"，在漫步中领略远眺的奇迹。走路太累？参阅"第4周：悠闲漫步"，里面探讨了漫步的好处，你会有所收获的……

然后呢？

起身，开门，去户外漫步吧！

目 录

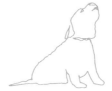

第 **1** 周
漫步寒寥间

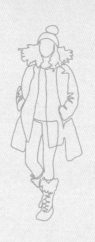

18 世纪的徒步爱好者兼作家伊丽莎白·卡特（Elizabeth Carter）曾说过，她最享受在"寒风呼啸，雪花飞舞"的天气里散步。其实，卡特并非你想的那般另类。多年来，数百名徒步爱好者都对凛冬漫步怀有深厚的情感。克里斯蒂安·里特（Christiane Ritter）谈及在北极的惊奇之旅时，曾描述过自己在零下 35 摄氏度的极寒气温下是如何坚持每日散步的："我每天都要出去走走……在凹凸不平的雪地里兜圈，先是 10 圈，然后是 20 圈。那些雪块啊，就像钢铁一样硬。"1924 年，探险家亚历山德拉·戴维-尼尔（Alexandra David-Néel，因精通一种古老的冥想方法——拙火定而闻名）在前往拉萨的途中，被"无边无际的雪景……终年不化的纯白"震撼，沉浸在一片寂静中。后来，她在齐膝深的积雪中艰难跋涉了数千米后，称自己已抵达了"天堂"。

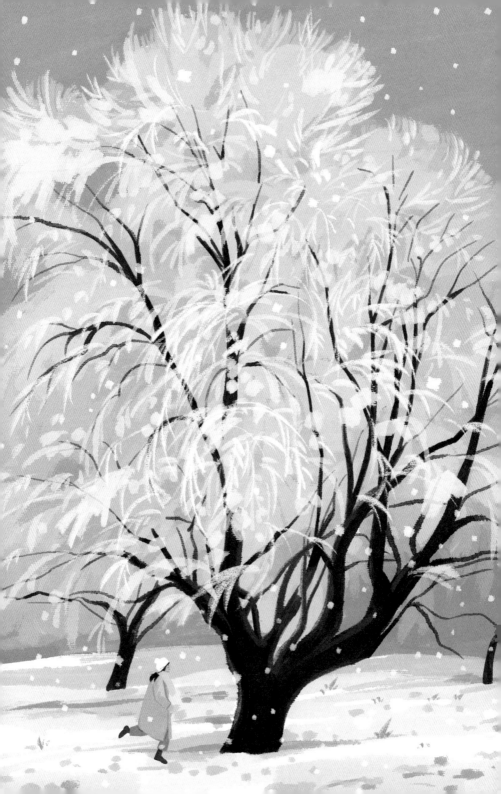

然而，在冬季，人们一般宁可待在温暖、干燥的家里，也不愿意走出家门。这真是大错特错！在卡特、里特和戴维-尼尔等人在寒冷中步行的数十年之后，研究人员发现，在适宜的低温环境中待上一段时间后，身体和大脑会发生一些令人惊异的变化。其实，几个世纪以来，利用冰块和寒冷早已成为一种治疗手段：埃及的古籍提到了用冷水来消除炎症，英国的僧侣将冰块用作麻醉药，而一位 19 世纪的英国医生——詹姆斯·阿诺特（James Arnott）则利用含碎冰的盐水溶液来为头痛患者和癌症患者镇痛。

时间快进到 2000 年，日本率先用科学实验揭示了寒冷对女性的多重影响。研究人员招募了两组女性参与者：一组穿长裙，将腿部包裹得严严实实，另一组则穿超短裙，从脚踝到大腿的部位都裸露在外。这些女性答应在一整年里都这么打扮，并会定期接受腿部监测。冬天过去后，磁共振成像扫描结果显示，穿超短裙的女性腿部多了一层脂肪，而穿长裙的女性腿部则没有任何变化。这并不意味着寒冷会使人发胖。事实正好相反，10 年后，美国的研究人员揭晓了其中的奥秘。

研究人员曾经以为，只有冬眠的哺乳动物和人类婴儿才拥有一层能够抵御寒冷的棕色脂肪。虽然越来越多的研究表明，一些成年人（比如斯堪的纳维亚半岛的户外工作者）皮下也可能储存了少量棕色脂肪，但这一现象并未引起太多的关注。美国的研究人员揭开了棕色脂肪的神秘面纱——一种全称为"棕色脂肪组织"（Brown Adipose Tissue, BAT）的物质，就是日本穿超短裙的女性在寒冷天气下腿部所产生的脂肪物质。

虽然被叫作"棕色脂肪组织"，但它并不包含白色脂肪组织中的有害脂质。相反，棕色脂肪组织是一种能高效燃脂的物质，其燃脂效率甚至超过了肌肉组织和其他物质。这或许可以解释为什么身材瘦削、爱好运动的群体往往比体形较大、久坐不动的群体拥有更多的棕色脂肪组织。

令人震惊的是，研究人员在观察棕色脂肪组织时发现它富含线粒体，后者是人体细胞内的微型能源站，能够将人摄入的食物成分和吸入的氧气转换成一种叫作"三磷酸腺苷"（Adenosine Triphosphate, ATP）的能量分子。三磷酸腺苷是人体细胞活动的主要能量来源。棕色脂肪组织能够维持人体的体温和生命体征（如呼吸），寒冷的环境会激活棕色脂肪组织，从而加速人体的新陈代谢，调节食欲，提升胰岛素敏感性，并延缓细胞衰老。

棕色脂肪组织之所以能做到这一点，是因为能够分泌一种名为"棕色脂肪因子"（Batokine）的分子，它能从多个方面帮助人保持健康。例如，棕色脂肪因子似乎可以促

我被行走治愈了

进一种名为"卵泡抑素"（Follistatin）的蛋白质的生成，而这种蛋白质可以增强肌肉的力量。棕色脂肪因子还可以增加人体内一种名为"胰岛素样生长因子-1"（Insulin-like Growth Factor 1, IGF-1）的化合物的含量，进而促进人体细胞的生长。简单而言，棕色脂肪因子可以增强人体自我修复的能力，这也解释了为什么2021年的一项研究表明，拥有足够棕色脂肪组织的人群更不易患上高血压、充血性心力衰竭和冠状动脉疾病。难怪研究人员对棕色脂肪组织的应用前景充满期待。

在寒冷的天气里快步行走不仅对增进细胞健康有益，能增肌塑形，更重要的是，还有利于大脑保持良好的工作状态。研究显示，与在炎热的环境中相比，人在寒冷的环境中思维更敏捷。大脑的运转需要消耗葡萄糖，而葡萄糖水平低时大脑变得迟钝。与暖身时相比，人体在降低体温时会消耗更多的葡萄糖，这或许可以解释为什么有些人在炎炎夏日会感到头脑昏沉，而在寒冷冬日感到神清气爽。美国斯坦福大学2017年的一项研究表明，相较于在高温环境，人在低温环境中更果断、更冷静和更理性。这项研究与2012年的另一项研究结果相吻合，后者发现高温天气不仅会影响人做复杂决策的能力，还会降低人参与决策的积极性。

你无需亲身体验寒冷便能增强认知能力，因为仅仅观看"寒冷"的图片就可以让大脑更高效地运转。研究人员对参与者进行了一系列认知测试，在测试中展示了冬景、夏景或无明显季节特征的风景图片。结果显示，当参与者看冬景的图片时，得分最高。

适度的寒冷也有益心理健康。波兰一项针对学生的研究发现，在寒风凛冽、树叶凋零的森林里待 15 分钟，"能有效改善情绪、焕发活力"。这意味着即使在大部分树都光秃秃的冬天，人也可以像在绿意盎然的春天一样，感到精神焕发。

适度的寒冷可能有助于缓解压力。卢森堡大学 2018年发布的一份报告提到，反复多次在志愿者的颈部施加寒冷刺激，可以激活他们的副交感神经系统（也叫"镇静系统"），减缓并稳定心率，因此，研究人员认为适度的寒冷刺激在镇静方面的效果超出预期。

当然，这并不意味着你应该刻意追求寒冷和不适。你应该欢迎冬季的到来，将其视为一段令人精神振奋的漫步时光。冬季来临时，景色会焕然一新，谁不喜欢目光越过雕塑般的枯树枝欣赏新的美景，领略单色系的几何线条和形状之美呢？飞鸟的身影此时会更清晰可见。你的头脑会更敏锐、更有活力，身体中的棕色脂肪组织也会被激活。

更重要的是，你还能增强耐力。气温较低时，心脏不必那么辛苦地工作，皮肤出汗也较少，这些意味着身体的工作效率更高。

 行走提示

多冷才合适呢？不用特别冷。根据荷兰生理学家和研究棕色脂肪组织的研究员沃特·范马尔肯·利希滕贝尔特（Wouter van Marken Lichtenbelt）的研究，在温度约 16 摄氏度，略微能感受到寒意时，棕色脂肪组织便会被激活。

那么徒步多久比较好呢？这要视情况而定。一项研究发现，在中等寒冷的环境中待 2 小时，有助于将白色脂肪组织（尤其是腹部和大腿囤积的白色脂肪组织）转化为有益的棕色脂肪组织。

你还畏惧寒冷吗？大量研究表明，等人体逐渐适应寒冷的环境后，寒冷就不再那么令人畏惧和不适了，这个过程被叫作"习惯化"。因此，你可以采取一些措施来抵御寒冷。首先，你得穿着适当的保暖衣物。其次，你需要逐渐延长步行时间，慢慢适应寒冷的环境。

你担心冷空气会加重过敏和哮喘症状？越来越多的证据表明，在冬季运动反而有益健康，能减轻呼吸道的过敏性炎症反应，改善许多成年人的呼吸道症状。

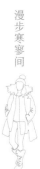

穿着几件便于穿脱的衣服，这样热了可以脱，冷了可以穿。手、脚通常是最容易受凉的部位，因为血液会流向你的重要器官以维持它们的温度。穿戴内衬带绒的帽子、手套和厚袜子。如果不冷了，可以露出前臂皮肤，晒晒太阳以促进身体合成维生素 D，并露出颈部以激活棕色脂肪组织。根据哈佛医学院教授罗纳德·卡恩（Ronald Kahn）的说法，棕色脂肪组织通常位于颈部和锁骨的皮肤之下。

多喝热饮。因为在寒冷的天气里，人经常在不知不觉中脱水。

喝咖啡也有助于激活棕色脂肪组织。咖啡因与运动、寒冷天气一样，被认为能刺激棕色脂肪组织的生成。

在深雪中行走非常耗费体力，因此你可以考虑穿一双雪鞋，它是在雪地中长距离行走的绝佳伙伴。担心在冰上滑倒？请确保鞋底具有良好的抓地力或牵引力。在下台阶和下坡时放慢速度，侧身行走。使用单手杖能帮助你保持平衡，使用双手杖则可防止摔倒，所以不要把戴着手套的双手插在口袋里。

寒冷并非万能灵药，体温过低也会致命。所以请穿上合适的衣物和鞋具，并尽量保持精力充沛（参阅"第 2 周：改善步态"）。

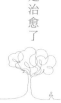

第2周
改善步态

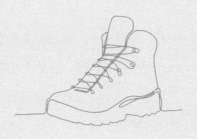

一位年轻的仰慕者曾对法国哲学家西蒙娜·德·波伏瓦（Simone de Beauvoir）说，他喜欢她走路时的样子。这句称赞让波伏瓦终生难忘。人的步行方式——或说步态——是一扇展示自我的窗口。加拿大的研究人员在观察了 500 名步行者后，识别出了哪些步行者患有早期认知障碍，准确率高达 70%。这与之前的研究结果一致，即通过人在 45 岁时的步态可以预测其在将来患上阿尔茨海默病的概率。曼努埃尔·蒙特罗-奥达索（Manuel Montero-Odasso）——一名研究行动能力与认知能力衰退之间的关系的专家解释说，通过观察步态，他足以"诊断出各种神经退行性疾病"。换句话说，步态不仅反映了大脑的健康状况，还预示了大脑未来可能的发展趋势。

研究人员尚不清楚大脑变化是否会影响步态，抑或步态的调整是否会影响大脑。无论哪种情况，你都需要注意步态。可有多少人真的会关注自己的步态呢？一脚前一脚后，迈开步子向前，这是就连蹒跚学步的幼儿都会的技能，看似如此简单、自然。然而，这一过程实际上涉及身体的平衡、协调、力量，以及众多神经元的运作，其复杂程度超乎想象。走路时，你需要调动全身所有的肌肉和骨骼，同步做一连串的动作，长时间平稳地走路是目前任何机器都无法做到的。

现代化的生活方式使人们很难轻松、优雅地行走。人们的双脚被塞进时髦的鞋子；人们白天伏案工作，晚上躺在沙发上，身体的力量、平衡性和柔韧度大不如祖先；同时，足部的骨骼、肌肉和关节疏于活动。结果，人们的双脚变得歪斜，有的人步伐趋于飘浮，有的人步履愈发沉重。

良好的步态很重要吗？当然。不良的步态会影响你的运动方式，这意味着你无法充分体验到平稳、流畅的步伐所带来的自由和愉悦。你也无法充分享受到行走带来的生理上的益处。运动学家乔安娜·霍尔（Joanna Hall）认为，目前的生活方式并不利于行走。久坐使人的髋部屈肌缩短并收紧，致使腹部下垂。对着电脑工作迫使人的颈部和头部不自然地前倾，脊柱变得僵直，背部肌肉受到限制。颈部和头部长期前倾会损伤控制脊柱曲线的小型姿态肌，导致腰背疼痛。

同时，不合脚的鞋子挤压着脚趾，使足部肌肉变得僵硬，导致人在行走时脚掌不得不在沉闷、扁平的状态下（霍尔称之为"被动步伐"）着地，而非在弹性、滚动的状态下（"主动步伐"）着地。而脚掌没有得到伸展就着地，可能导致骨盆错位。"你需要学习如何在正确的时间，以正确的方式，调动正确的肌肉。"霍尔一边说，一边纠正我的步态。

在过去的 25 年里，霍尔一直在帮助人们"遵从身体的意愿"行走，她建议人们重新学习行走，以避免受伤和关节劳损，并提升步行速度、延长步行时间。英国伦敦南岸大学的研究发现，进行为期 1 个月的全方位行走，可以充分活动各个关节，加快步行速度，改善身体姿态。霍尔的建议包括：

- 行走时后脚发力，并利用腿部后侧的肌肉；
- 脚跟、脚掌、脚尖依次离地，利用所有的脚趾推动身体向前移动；
- 抬升肋骨和下脊柱，激活腹部肌肉，为身体核心部位创造运动空间；
- 拉长并伸直颈部，让脊柱在行走时能自由活动，缓解长时间低头看电脑导致的僵硬感；
- 从肩部发力，自由摆动双臂，用肘部推动身体向前。

第 2 周　改善步态

不要像 20 世纪 80 年代的快走爱好者那样用力挥动手臂，而是要把手臂当作灵活的钟摆。双手应该放松，不要握拳。

美国哈佛大学医学院的医生建议，行走时注视前方 3～6 米处，眼睛向下，但不要低头（保持头部直立可以减小颈部疼痛的概率）。他们还建议稍微扭动髋部，称"轻微的转动可以增强迈步的力道"，但注意步子别迈大了，要"专心致志，小步多迈"。

当然，你可以保持原有的步态。但霍尔认为，纠正步态可以降低关节和脊柱硬化的风险。哈佛大学医学院的医生也认为，只要稍加努力就很容易纠正长期的不良步态，这样既可以避免受伤，增进健康，同时也可以让行走更令人愉快。

纠正步态意味着你可以走得更快。尽管所有类型的步行都是有益的，在某些情况下，慢走还是更优的选择（参阅"第 4 周：悠闲漫步""第 42 周：饭后百步走"），不过，多项研究表明，每小时步行 6～7 千米或每分钟走 100～130 步的快走有额外的好处。2019 年的一项研究发现，经常快走的人比经常慢走的人更长寿。因此，步伐较快意味着患重大疾病的风险更低。你可以把日常的上学、上班与快走结合起来。

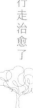

我被行走治愈了

改善步态还意味着你可以走得更久。研究表明，长时间步行尤其有利于减重和改善消极情绪。如果你可以毫不费力地连续走上数小时，你就能踏上更广阔的天地。你可以进行长途徒步旅行（参阅"第36周：背包一何重，云山千万里"）、体验朝圣之旅（参阅"第40周：雪里山前水滨，唯爱你朝圣者的心灵"）、沿着河流走到海边（参阅"第17周：河畔的翠柏，柔波旁的行走"），或者故地重游，但以步行代替开车。

重新学习行走还有另一个理由。当你重拾应有的灵活和优雅的步态时，你会感到更快乐、更自信，仿佛身体的轻盈感已经渗入思维，你会从眼前的烦恼与琐屑的牵绊中解脱出来。

 行走提示

请观察自己的步态，再根据上述建议逐步调整，多加练习。练习后，你应该会感到身体更轻盈、更挺拔，你的步行速度也会稍微加快。

让朋友检查你的姿势和步态，看你的姿势和步态是否正确，或者录下你走路的视频，以便你进行自我评估。

记住，鞋子会影响你的步态。要选择舒适、低跟、合脚的

第 2 周　改善步态

鞋子。同时，鞋款要能满足你的特定需求。

包也会影响步态。最好选择背包或腰包。

使用登山杖有助于改善姿势和步态。所以，不妨试试可根据身高调节长度的登山杖。

如果需要帮助，你可以咨询步行教练或观看在线教程。

我被行走治愈了

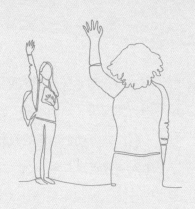

第 **3** 周

相逢方一笑，
步散留余温

2005 年，英国心理学家克利夫·阿诺尔博士（Cliff Arnall）称，一月第三周的周一是一年中最悲伤的日子。他认为，圣诞节后债务累累等烦心事、恶劣的天气、漫长的黑夜、落空的新年愿望叠加在一起，会导致人们集体陷入"忧郁的周一"。

为了改善情绪，阿诺尔博士敦促人们提前规划好假期。而我却觉得在家附近随意走走更有效。有散步就有偶遇。以微笑为礼，跟邻居或陌生人打个招呼，不仅有益身心健康，还能营造愉悦、亲切的邻里氛围，让尖酸刻薄、急躁无礼消失不见。你和邻居甚至都不需要言语交流，一个微笑就足够了。

多年来，心理学家一直有个推测——一个简单的微笑就可以改善情绪，尽管他们尚不清楚其中涉及的具体机制和原因。他们用"以假乱真"（Fake it to make it.）来提醒世人，即便做出一个刻意的假笑也能提升幸福感。

澳大利亚南澳大学 2020 年的一项研究证实，简单地微笑（无论多么勉强）就能让人变得更积极乐观。研究人员要求参与者用牙齿咬住一支笔，刻意做出微笑的样子。结果表明，人哪怕是在刻意微笑，大脑也会受到刺激，释放出能让人感觉更积极向上的神经递质。该研究的参与者也证实了这一点，他们不仅心情更好，而且对周围事物（包括其他人）的观感也更好了。刻意微笑改变了他们对世界的看法，让他们觉得世界更美好。

我不认为这是在刻意微笑，这分明是在"激活"微笑。人在"激活"微笑时会触发神经系统的反应，从而改善情绪，让一切看起来没那么令人厌烦。虽然"激活型"微笑一开始会让人觉得有点不自然，但我自己的实验表明，过不了多久，人就会习惯这种微笑。与路人交换微笑是将"激活型"微笑转变为真诚微笑的最快方法之一。而这种人际交流反过来又能改善微笑者的情绪。心理学家埃里克·韦塞尔曼（Eric Wesselmann）在研究中发现，这些短暂的情感联结非常重要，能帮助人找到归属感。在韦塞尔曼的研究中，比起遭受冷落的人，得到他人认可（以微笑、点头，甚至眼神交流的方式）的参与者表现出了更高的自尊水平。

另有研究发现，收到问候的人更愿意以笑脸迎人并致以问候，这种连带效应可以帮助人以更充实和阳光的心态开始新的一天。

微笑并非摆脱闷闷不乐或内心忧郁的唯一方法。其他研究还发现，调整身体姿势或使用新手势的参与者会变得更自信、更坚定。美国俄亥俄州立大学 2009 年的一项研究表明，人在改善姿势、身姿变得更挺拔后，更容易对自己充满信心。美国旧金山州立大学 2018 年的一项研究表明，在数学测试中，姿势端正的学生比弯腰驼背的学生成绩更好。

除了改善情绪，走路时问候他人和对他人微笑还有更多的裨益。安东尼娅·马尔奇克（Antonia Malchik）在其经典著作《漫步人生》（*A Walking Life*）中指出，在散步时注意到他人并向他人问好，是人类构建社会关系的一种方式。散步时交流几句是将左邻右舍凝聚在一起的重要纽带。多项研究均表明，无论是在"忧郁的周一"这样的特殊日子，还是在平常的日子，邻里间的交流对维系居民的幸福感都非常重要。

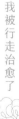

行走提示

要始终将个人安全放在第一位。你应该只在确保自己不会被误解时，才向陌生人打招呼或微笑。清晨遛狗的人通常很友好，乐于与他人打招呼。

只要没有不适，就扬起嘴角，用灿烂的笑容向路人打招呼。自然而然地，你会远离暴躁、多疑、失望、挫败等消极情绪。

使用"第 2 周：改善步态"介绍的步行技巧，你会变得更自信，报以微笑和问候他人也会变得更容易。面带笑容，挺直肩膀，站直身体，抬起下巴，摆动双臂，做这些动作的原因不外乎一点：诱导和刺激大脑，促使其释放能改善情绪的神经递质。

第4周

悠闲漫步

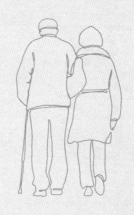

两年前，我的足部经历过一次骨折。在当地医院拍了X线图像后，我被送回家休养，需要把腿抬高坐着。我买了一堆书，准备窝在沙发上躺几周。几天后，骨科医生给我打电话，想知道我的恢复情况如何。"下床走走？"我对着电话嚷道，"开什么玩笑！"她语气平静，态度却坚决，只说让我站起来，穿上矫形鞋，试着走两步。"只是慢慢地走一走……"她向我解释，说我可以使用手杖，不时地歇一歇，想走多慢就走多慢，但是必须走一走。"你可以把它当作一种享受，"她补充说，"毕竟你没有多少机会可以放慢步伐。"

快走虽然最受推崇，也是最有益健康的步行方式，但慢走同样有效。最近的研究表明，即使经常停下来歇一歇，每天慢走也可以带来长远的益处。慢走不仅适用于骨折患者，对其他人也非常有益。

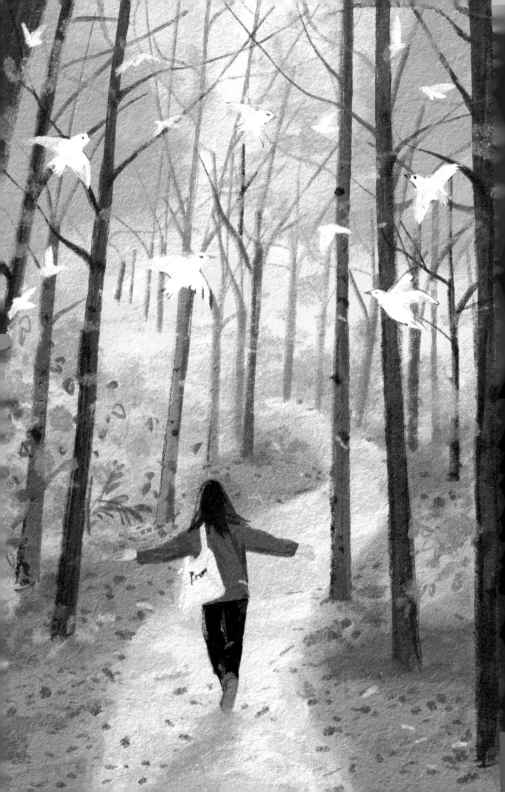

美国的研究人员发现，与长时间不动的幼鼠相比，活跃好动的幼鼠在成年期更健康。于是他们决定观察一下人类，看看人类是不是也如此。他们使用活动追踪器记录下150名女性从怀孕到初为人母这一阶段的活动。研究人员对母乳进行定期检测后发现，母亲走的步数越多，其母乳中名为"3'–唾液酸乳糖"（3'-sialyllactose, 3'-SL）的化合物含量就越高。部分研究和理论认为，吸食富含3'-SL的乳汁可减小婴儿终身罹患糖尿病、心脏病和肥胖症的概率。也有报告表明，摄入大量的3'-SL还能增强婴儿在未来的学习能力、专注力和记忆力。最令研究人员感到惊讶的是，运动强度并非增加母乳中3'-SL含量的关键，每天慢走就足以促进母亲的身体分泌3'-SL。

研究表明，行动不便的老年人应该试着调整和改变行走方式，而非放弃步行。在一项对36 000名40岁以上参与者进行的近6年的跟踪调查研究中，研究人员记录下了每名参与者的运动量、运动类型和运动频率。结果显示，进行任何类型的运动——无论强度如何——都能"显著降低死亡风险"，每天慢走一次也可以。

研究人员认为毅力很重要。无论是孕妇、年过九旬的老人，还是正在养伤的患者，几乎所有人都能慢走，关键在于动作和步态正确。芬兰的研究人员发现，与那些认为

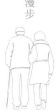

第4周　悠闲漫步

走路太累、太难而不爱走路的人相比，那些坚持步行的老年人在生活中表现出了更强的自理能力，身心更健康，虽然他们只是拄着手杖慢悠悠地走着，并且时不时还会停下来休息。

研究人员了解到，仅仅坐 1 小时，从腿部流向心脏的血液量就会减少 50%，这会对胆固醇水平造成负面影响，损害心脏和新陈代谢。但美国的研究人员表示，每小时慢走 5 分钟就能消除这种危害。研究人员要求一群男性以每小时 3 千米的速度每小时走 5 分钟，发现他们即使坐的时间长一些也不会危及心脏健康。研究小组的结论是："进行强度低的体育运动有助于改善身体状况。"

荷兰马斯特里赫特大学的一个研究小组在对 18 名学生进行了一场实验后也得出了类似的结论。那些步行时间最长但速度较慢的学生，其胆固醇和甘油三酯水平明显低于那些疯狂踩单车 1 小时但其余时间都坐在课桌前的学生。此外，前者的胰岛素水平更健康。汉斯·萨维尔伯格（Hans Savelberg）教授由此推断，长时间、慢速的散步也许比短时间、高强度的跑步更好。他还说，关键在于不要久坐。其他研究也表明，长时间慢走对超重人群尤其有益，因为这意味着他们可以在燃烧更多热量的同时，减轻关节受到的压力。一项研究成果显示，以每小时 3 千米的速度悠闲地行走，而非以每小时 5 ~ 6 千米的速度急速行走，最多可让膝关节承受的负担减轻 25%。哈佛大学医学院的爱德华·菲利普斯（Edward Phillips）博士在另一项针对中年人的研究中发现，每天走 8 000 步就可对健康产生深远的影响。一言以蔽之，无论步行速度如何，途中休息多少次，步行距离远都胜于步行速度快。

当然，悠闲惬意、不慌不忙地漫步还有其他很多益处，比如激发创意，又比如餐后消食（参阅"第 42 周：饭后百步走"）。这可能是因为漫步能让人按照一定的节奏慢速呼吸，即把呼吸频率放慢为原来的 1/2（约每分钟呼吸 7 次），从横膈膜深处吸气，然后缓慢呼吸。有节奏的慢速呼吸不仅能让人平静下来，有研究还证实了这能降低心率和血压。神经放射学家苏珊·莱布隆格（Suzanne LeBlang）对有节奏的慢速呼吸进行了研究，认为它能刺激迷走神经，从而减少大脑中的应激化学物质，促使血管扩张，让血管壁内平滑肌变得松弛，从而让血液流动更顺畅。

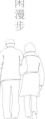

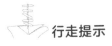 **行走提示**

如果慢走是你康复计划的一部分，请务必事先向医生咨询

注意事项，并选择平整、光滑的路面。

避开受污染的区域和繁忙的道路，特别是交通拥堵的地方。很多健康问题（包括阿尔茨海默病、帕金森病、哮喘；而且随着研究的深入，这张名单上的条目还会增加）都与污染脱不了干系。

与翠绿相伴而行。一项针对 2 万人的研究发现，那些每周在绿地上散步 2 小时（无论是单次 2 小时，还是多次累积 2 小时）的人身心健康状况更好。

走得慢没关系，走不远也无妨。记住作家、步行爱好者克拉拉·维维安（Clara Vyvyan）的话："3 千米的散步也可以像 30 千米的徒步一样丰富有趣，裨益无穷。"

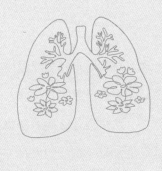

第 **5** 周

散步中的呼吸
——鼻子也当家

18 世纪德国哲学家伊曼努尔·康德（Immanuel Kant）以每天下午 5 点散步而在当地出名。他非常注重作息时间，以至于他所在的格尼斯堡镇的居民们会根据他经过他们家的时间来调整时钟。康德不仅关注作息时间，还痴迷于养生，对呼吸极度着迷。事实上，在当代研究人员认识到鼻呼吸有益健康的数百年前，康德就发现了一种只用鼻腔呼吸的方法。他决心只使用鼻腔呼吸。由于害怕交谈时可能在无意中用嘴吸气，他曾拒绝与其他人一起散步。康德享年近 80 岁，于 1804 年病逝。这在 18 世纪至 19 世纪初实属难得。

鼻呼吸通常与深度放松联系在一起，但研究人员现在认为"鼻腔吸气，口或鼻呼气"带来的生理益处远不止于此。散步时是练习呼吸技巧的最佳时机。所以，去漫步吧，记得用鼻子呼吸。

这是为什么呢？用鼻子吸气时，身体会进行一系列复杂的活动，可以过滤掉空气中的病原体、过敏原和其他有害物质。同时，鼻腔会产生一氧化氮，从而增加肺部的血流量，增加血液中的含氧量。用嘴吸气不仅绕过了鼻子这一优越的过滤系统，还剥夺了细胞通过鼻腔呼吸获得额外氧气的机会，因为口腔并不会产生一氧化氮。

一氧化氮从鼻腔中直接进入肺部。根据药理学家的研究，一氧化氮可以阻断在肺部复制的病毒，并促进氧气和血液在人体内流动。

一氧化氮是一种特殊的分子，由动脉和静脉的内壁细胞（即内皮细胞）等持续不断地产生。事实上，直到35年前，研究人员才发现人体内存在一氧化氮。他们发现一氧化氮可以扩张血管，有助于预防高血压和血栓，并确保有足够的血液被输送至重要的组织和器官。它还在维持免疫力、维持神经系统的正常功能和延缓细胞衰老的过程中发挥着重要作用。事实上，一氧化氮异常与帕金森病、阿尔茨海默病有关。说到衰老，一氧化氮在延缓细胞衰老和促进细胞存活的过程中发挥着非常特殊的作用。事实上，当时的研究人员对一氧化氮复杂的作用机制还知之甚少。

研究人员推测一氧化氮可能阻止了某些病毒在肺部的传播。研究证实，他们的推测是正确的。一项研究成果显示，肺炎患者如果吸入一氧化氮，那么他们康复的概率会更大。另一项研究发现，用口腔呼吸的人呼吸道中一氧化氮的含量较低，压力更大，更容易患心脏病、慢性疲劳综合征、炎症、头痛、口臭、龋齿等疾病。研究人员推测，通过鼻腔呼吸额外产生的一氧化氮可能减少人体内的病毒量，从而使免疫系统有更大的机会击败病毒。

　　由鼻腔呼吸产生的一氧化氮直接进入肺部，这一过程似乎有助于人体抵御有害菌和病毒的攻击。路易斯·伊格纳罗（Louis Ignarro）教授与另外两位药理学家因揭示一氧化氮在人体心血管系统内的作用机制，获得了1998年诺贝尔生理学或医学奖。根据他们的说法，人们需要"练习正确地呼吸，通过鼻腔吸气将一氧化氮充分吸入肺部"，因为一氧化氮就是在鼻腔内不断产生的。

　　鼻腔呼吸似乎还能改善身体状况、增强体能。近期的一项研究发现，用鼻腔吸气时，呼吸速度会变慢，从而为氧气进入血液赢得更多时间，并有助于激活神经系统中利于身体恢复和放松的区域。詹姆斯·内斯特（James Nestor）在其著作《呼吸革命》（*Breath: The New Science of a Lost Art*）中阐明了鼻腔呼吸的原理，认为鼻腔呼吸可以降低血压、改善睡眠质量、促进消化、强健筋骨，甚至还能增强大脑功能。他自己在运动时进行的口鼻呼吸对比实验表明，运动时通过鼻腔呼吸能增强耐力、减轻运动后的疲劳感，而通过口腔呼吸则会导致疲劳、恶心和口臭。

走路时，闭上嘴巴，放松舌头和脸部，用鼻子缓慢吸气，用嘴巴慢慢呼气。随着步伐的加快，你会发现挑战性也随之提升。但如果保持专注，你可能受益良多，比如不容易感冒，精力充沛，心情舒畅。

根据内斯特的观点，若想达到最佳的健康状态，你就必须运用正确的呼吸方式——缓慢而深沉地呼吸：吸气 5 秒，再呼气 5 秒，如此反复。这就是 5:5 呼吸法。

行走提示

想进一步增强鼻腔呼吸的效果吗？试试边走边哼唱吧。一项研究发现，哼唱会导致鼻腔内产生振荡的气流，从而产生更多的一氧化氮。事实上，哼唱者产生的一氧化氮是普通呼吸者的 15 倍。

注意姿势：脖颈挺直，舒展胸部和肩膀，这样能提升呼吸的效率。

带上纸巾。在寒冷的天气里，鼻腔呼吸容易使人流鼻涕。

鼻腔呼吸还能让你充分嗅闻气味（参阅"第 11 周：散步，也把'青梅'嗅"和"第 39 周：春风花草香"）。

最后，据我所知，在长时间走上坡路时，鼻腔呼吸是不可不掌握的技巧之一（参阅"第 35 周：游牧时光益处多"）。

第 5 周　散步中的呼吸——鼻子也当家

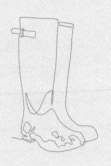

第 **6** 周
泥泞中漫步亦怡然

泥泞和湿漉漉的土地常常让人们望而却步。由于害怕滑倒或湿了脚，人们散步时总会避开泥泞的小路，选择走柏油路。但是，土壤泥泞而湿润不应成为散步的阻碍。走出家门，踏上湿漉漉的小路（而非柏油路），在散步时深呼吸，这些都值得一试。

　　自打用土壤中的真菌成功培育了青霉素以来，研究人员就一直在研究土壤的功能性成分及其治疗效果。2015年，美国东北大学的研究人员公布了一种新型抗生素。这种抗生素产自土壤，可以杀死耐药的葡萄球菌和结核分枝杆菌。随之公布的其他发现有：科研人员一直在研究一种名为"母牛分枝杆菌"（*Mycobacterium Vaccae*）的土壤细菌，这种微生物能让小鼠的大脑产生 5- 羟色胺，后者是一种能让人感到愉悦的激素，有抗抑郁的作用。美国纽约州特洛伊小镇的罗素贤者学院的一项研究发现，给小鼠投喂含母牛分枝杆菌的小型花生酱三明治后，小鼠的焦虑程度降低了，学习新事物的效率提升了，穿越迷宫的速度和能力也变快、变强了。正如研究人员在《新科学家》（*New Scientist*）杂志中解释的那样，摄入母牛分枝杆菌的小鼠在迷宫中的穿行速度是其他小鼠的 2 倍，出现焦虑行为的次数却只有后者的一半。

英国伦敦的肿瘤学家玛丽·奥布莱恩（Mary O'Brien）教授在无意中发现了这种土壤细菌具有改善情绪的作用，她将这种细菌制成血清，给肺癌患者注射，希望能增强他们的免疫力。然而，出乎意料的事情发生了，这些患者变得精神振奋。与未接受细菌治疗的患者相比，他们感到更快乐，疼痛感更弱。更有趣的是，他们还表示自己精力变得更充沛，思维更清晰了。

英国布里斯托大学的一名研究人员给小鼠注射了这种细菌，以检验奥布莱恩教授的研究成果。他认为这种细菌会刺激小鼠的大脑产生 5- 羟色胺。实验结果显示，注射了母牛分枝杆菌的小鼠比没有注射这种细菌的小鼠表现得更温和。

园丁们对这项研究很感兴趣，他们一直都认为园艺工作能改善人的情绪。此外，据研究人员推测，由这种土壤细菌诱导产生的 5- 羟色胺不仅能减轻焦虑，还有助于集中注意力。"根据我们的研究，可以肯定地说，去户外……亲

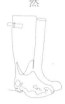

近这些生物是件好事。"他们还指出，"在有母牛分枝杆菌存在的户外走走，也许能减轻焦虑，增强学习能力。"

亲近土壤也可能对肠道有益。澳大利亚的研究人员在一项实验中发现，与接触贫瘠土壤或无土壤的小鼠相比，接触优质土壤的小鼠体内有益菌的种类和数量更多，焦虑程度也更低。重要的是，接触优质土壤的小鼠体内富含丁酸盐。丁酸盐是目前被研究得最充分，同时也是最理想的菌群代谢物之一，因其具有抗癌和抗炎特性，研究人员正在对它展开进一步研究。土壤（尤其是林地的土壤）中生活着一种细菌，这种细菌一旦进入肠道就会产生丁酸盐。因此有人认为，接触生物多样性丰富的土壤对肠道和心理健康都有好处。

接触泥土，尤其是农田地区的泥土，可能有助于降低患哮喘的风险。英国著名儿科医生兼过敏领域专家海伦·考克斯（Helen Cox）博士称，包括《新英格兰医学杂志》（*The New England Journal of Medicine*）发布的多项研究都表明，在农场长大的儿童患哮喘的风险较低，这与他们的生活环境中有着丰富多样的细菌有关。

同时，一种名为"土臭味素"（Geosmin）的物质——提取自湿润土壤中的细菌——被认为能诱发人产生平静的感受。人对这种物质浓郁的气味非常敏感，即使只在泳池

我被行走治愈了

内滴 7 滴土臭味素，人也能察觉出它的存在。进化心理学家认为，土臭味素的气味之所以让人感到平和、安宁，是因为它让人类先祖意识到了自己附近有水和肥沃的土壤，可以暂时安心生活。土臭味素是象征着生存的气味。

显然，你不仅要抓住在泥地中漫步的机会，还可以趁机把手探入泥土里，深呼吸，让肺里充满泥土的芬芳，另外，别急着把它洗掉。

还不相信泥土的神奇之处吗？在泥浆或凹凸不平的表面（如碎石、瓦砾、沼泽或鹅卵石）上行走，都能大大增强你的平衡能力。当你的身体发生倾斜时，核心部位 29 块不同的肌肉会一起发力，以让你保持平衡。

 行走提示

试试闻一闻、碰一碰沿途潮湿的土地，比如森林里的落叶土壤、海滩上的细沙、泥泞的河岸。

用棍子拨弄出一个小坑，可以释放土壤中的土臭味素。

还迷恋走在柏油路上吗？何不前去泥地一探究竟呢？最近的研究发现，阳光和雨水会使沥青释放出有毒物质。

担心滑倒吗？拿着手杖或用手臂保持平衡。放心吧，每一步的蹒跚都会增强你的空间感、平衡感和核心肌肉的力量。

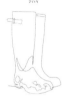

第 **7** 周

步行不在久，
十二分亦好

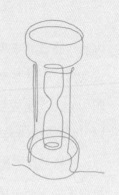

人人都有无暇散步的时候。在我父亲因突发心力衰竭猝然离世后的几周里，我发现自己要么忙得焦头烂额，要么累得筋疲力尽。散步似乎成了一件过于奢侈的事情。然而，事务繁忙，精神上极度倦怠之时，正是你最需要走动之时。悲伤和压力一样，都会对身体产生负面影响，引发炎症，降低免疫力，提高患心脏病的风险。当时的我极度悲伤，时而倦怠消沉、无所事事，时而疯狂整理父亲遗物、忙碌不已，身心陷入了一种糟糕、混乱的状态。就在这时，我收到了美国马萨诸塞州总医院发来的一封邮件，里面提及的一项研究报告激励了我，促使我走出家门，感受一下户外散步（虽然时间很短）。

马萨诸塞州总医院的研究报告表明，散步不必花上数小时，12分钟就足以对健康产生巨大影响。医院的研究人员对411名中年男女进行了研究，测量了他们血液中588种代谢物的含量。通过在运动前后测量这些代谢物的水平（这一过程被称为"代谢物分析"），评估个中差异，研究人员不仅可以确定运动对每种代谢物水平的影响，还可以确定多少运动量才能使这些代谢物的水平发生变化。

代谢物是一类小分子，能反映身体机能状态的好坏及细胞自我修复的效率。医生通常使用代谢物作为生物标记来评估身体内部的生理状况，检查新陈代谢、心脏状况等。

研究人员发现，经过12分钟的快走，有些生物代谢物的水平发生了显著的变化，而八成以上都是积极变化。其中之一便是谷氨酸水平降低。每个人体内都含有谷氨酸，当你有压力、接触到有毒物质时，大脑就会分泌谷氨酸。谷氨酸水平高是心脏病、糖尿病和寿命缩短的体征。此外，谷氨酸过多还与神经元匮乏有关，也就是说，谷氨酸水平高可能象征着脑萎缩。研究人员发现，12分钟的运动通常能将谷氨酸水平降低29%。研究人员还发现，一种与肝病和糖尿病相关的代谢物的水平下降了18%，而另一种据说能够分解储存脂肪的代谢物的水平上升了33%。这份研究报告的作者是马萨诸塞州总医院心力衰竭部门主任——格雷戈里·刘易斯（Gregory Lewis），他在《男性健康》

（*Men's Health*）杂志上表示："令我们印象深刻的是，短暂的运动会对代谢物的循环产生相当大的影响，而这些代谢物控制着胰岛素抵抗、氧化应激、血管反应性、炎症反应等关键的身体机能。"前面提到，我的父亲不久前因突发心力衰竭去世。而在夜晚悲痛欲绝之际，我经常感到胸口闷痛，怀疑自己的心脏有问题。

看来，对沉浸在悲痛之中的人而言，每天散步比以往任何时候都更重要。于是，我放下堆积如山的文件，告别对沙发的无限依赖，开始督促自己出门走走。但我发现这项研究报告明确指出，得疾走或快走，漫步是不行的。快走或走上坡路是最理想的选择，走得越快越好，这样心率才会加快，身体才会出汗，人才会感到气喘吁吁。所以，我找了一条仅用时 12 分钟的路线，每天快走一次。

 行走提示

什么是快走？你可以设定一个目标：每分钟走 100 步以上。将手机上的计时器设置为 60 秒，然后给每一步计数，直到走完 100 步。如果还没走到 100 步计时器就响了，那就试着加快步伐。

走不快？通过间歇性的加速来提升速度吧。哈佛大学健身

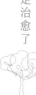

顾问米歇尔·斯坦顿（Michele Stanten）建议在第 15 秒、第 30 秒或第 60 秒加速一次，然后再恢复到正常速度，每次持续 1～2 分钟，重复这个过程。

以正确的步态行走能帮你实现快走。你可以练习"第 2 周：改善步态"中建议的姿势和步伐。

制订好路线：从家门口出发，花上 12 分钟能去哪儿？你可以提前规划好路线，这样，哪怕在特别忙碌的日子里，你也能快速穿上鞋子出门快走，无需考虑其他任何事情。

任何人都能抽出 12 分钟来行走。如果你的日程太紧，你就可以考虑在夜间进行短途疾行（参阅"第 46 周：夜幕下漫步"），或者在早餐前疾行（参阅"第 10 周：莫道君行早，更有早行人"）。

如果休息时间很分散怎么办？研究表明，多次短时间步行比单次长时间步行更能降低血压，尤其对女性而言。

悲伤使人筋疲力尽。事实上，我最初几次散步的速度并非特别快，运动强度都在我能接受的范围之内，但足以让我的心怦怦直跳。你最初也不必着急，慢点也无妨。

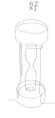

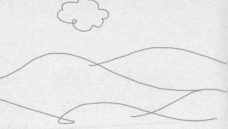

第 **8** 周

风物长宜放眼望

1987年，弗朗辛·夏皮罗博士（Francine Shapiro）在当地公园散步时注意到，扫视四周的风景这一简单的动作会让她感到更平静，焦虑感也会减轻。经过多年的研究，她开发出了一种疗法，让治疗师在室内使用一系列手势来模拟这一过程。这种疗法被称为"眼动疗法"（Eye Movement Desensitization and Reprocessing, EMDR），已成功运用于数千名创伤后应激障碍患者，其有效性在50多项研究中得到了验证。该疗法有效的原因在于眼动，而在散步时，眼睛也会下意识地扫视周围。那么，眼动是如何起作用的呢？

当你行走时，眼睛会自动扫视前方。斯坦福大学医学院神经学家、休伯曼实验室的创始人安德鲁·休伯曼（Andrew Huberman）博士称其为"全景视觉"（Panoramic Vision），即把你周围的整个场景都尽收眼底。全景视觉与你在屏幕前工作、看书或看手机时使用的焦点视觉（Intense Focal Vision）截然相反。当你将视线投入全景视觉时，你会在一个被称为"光流"的过程中饱览周围的景物。你可以把"光流"看作一种视线的流动，它告诉你要去哪里，以及哪个路线最好。

眼睛内含有微型脑回路，它们由视网膜后部的一层细胞构成，运动和运用全景视觉时会触发平衡系统，保证你不会摔倒。同样重要的是，眼部微型脑回路的运转还有减轻焦虑和恐惧的功能。研究表明，"光流"会让你的眼睛快速扫视景物，从而让大脑的威胁检测系统——杏仁体——"放松"下来，进而让你感到更平静。眼动疗法与传统的谈话疗法不同，它会用一系列眼动阻止创伤性记忆再次浮现，同时让其得到有序的组织和储存。

研究人员仍在研究这种方法的具体原理。前沿研究表明，视网膜后部的细胞层与海马体处理、存储和检索记忆的能力有关。休伯曼的研究认为，全景视觉能让大脑从费时的近距离观察和对细节的审视中解脱出来。该研究还表明，广阔的视野能让人进入一种更平静的状态。研究人员推测，人类祖先以狩猎和采集为生，随着时间的推移，其视觉和其他大脑功能逐渐演化，以便迅速发现水域或动物，只有在必要时才会切换到焦点视觉（其本质上要求更高）。

如今，人们伏案工作的时间越来越多，眼睛和大脑接触广阔景观的机会越来越少。或许这可以解释为什么你在行走时，自然而然的眼动可以帮助你有效地梳理纷繁的记忆。

为了充分享受步行带来的治疗益处，你要充分调动自己的双眼。当你来到新的地方时（比如在度假时），你的双眼会扫描和检视陌生的风景，眼球后部的大脑会更积极地运转。尝试一条新的路线吧，前往你没去过的公园或林地。

不过，你也可以在平时的散步中通过观察和关注周围的环境来启动全景视觉。如果你关掉手机，抬起头，你就更可能注意到天气的变化、季节的交替，发现那如海浪般在空中齐飞的椋鸟群。抬眼，或微微侧头，你就能观察到以前没有留意的事物——建筑的细节、树冠的变化、奇异的云层、鸟儿翅膀上闪烁的七彩光芒。休伯曼认为，使用全景视觉不仅会让人感到更轻松，还会让人的反应速度更快。

 行走提示

散步时，你可以时不时将视线从树梢或烟囱移到天空，再移到天际线。

试着将视线沿着天际线水平扫过。研究人员认为，这样可以让人快速平静下来。

注意你周边的环境。你往往是用外围视力发现野生动物（或突然驶来的汽车）的。随着年龄的增长，你的外围视力会下降，如果你不使用外围视力，情况就会变得更糟。研究表明，步行有助于恢复外围视力。

想走得更快吗？研究表明，紧盯视线前方的一个物体（比如一棵树），会让你的步行速度比环顾四周时快 23%，而且感到更轻松。

你也可以试试作家、漫步爱好者南·谢泼德（Nan Shepherd）为了重塑视野而使用的众多技巧之一——弯下腰，从两腿之间观察"上下颠倒"的世界，并感叹："真新奇呀！"

反向行走（参阅"第 49 周：反向行走，别致风景"）可以让你以一种全新的方式练习全景视觉，从而助益你的大脑和膝盖。

第 8 周　风物长宜放眼望

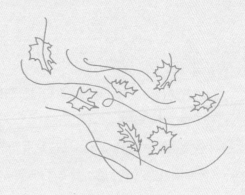

第**9**周

风中漫步

1911 年，澳大利亚地质学家、探险家道格拉斯·莫森（Douglas Mawson）领着一支探险队前往南极洲的一处偏远地带。在那个冰冷又昏暗的世界，他和团队在肆虐的旋风中徒步行走，完美展现了风中行走的艺术。莫森从未忘记过南极洲的大风，他后来写道："置身于肆虐的风暴旋涡中，是一种不可多得且刻骨铭心的自然体验"。

是什么让风中漫步令他如此难以忘怀？生活在著名的狂风（如瑞士的焚风，法国、西班牙的屈拉蒙塔那风，或从意大利吹过阿尔巴尼亚的布拉风）地带的人们对狂风的评价呈现出两极分化的趋势。许多人喜欢家乡的风的活力和清新，比如凡·高（Van Gogh），他把凛冽、猛烈的秘史脱拉风所引发的狂想视作自己那充满激情、慷慨激昂的画作的灵感。

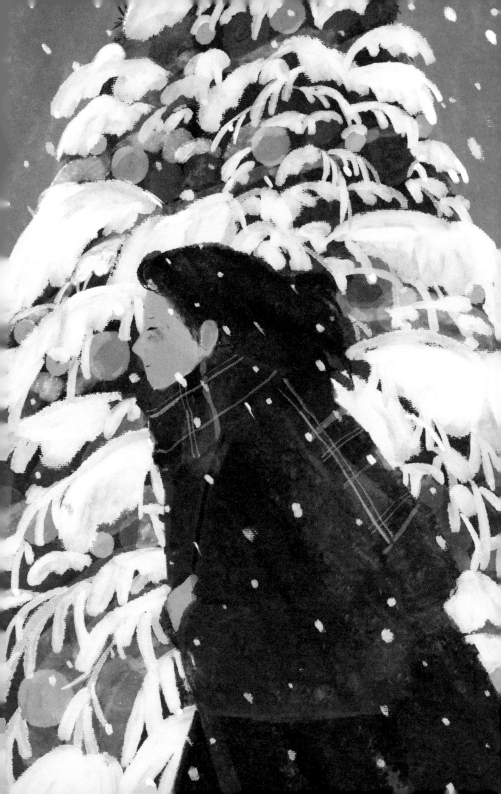

在厄立特里亚，风被叫作"tuum nifas"，意思是滋润的风、哺育灵魂的微风。而在荷兰，在有风的地方散步被称为"lekker uitwaaien"，意为惬意地吹吹风。对荷兰人而言，"lekker uitwaaien"就像一次情感上的大扫除：拂去旧尘，由此精神焕发，活力再现，振作起来，以便重新开始。

风真的会影响人吗？希波克拉底的确是这么想的，他提醒人们在刮北风、南风或西风时要小心谨慎。他认为吹东风有益健康。

人们在生物气象学（研究大气条件如何影响生物的学科）方面的研究目前仍处于起步阶段。就风这个主题，研究人员已经提出了几种议题。比如，风速快造成的臭氧浓度上升对人类有影响吗？气压波动大对人类有影响吗？ 40年前，科学家莱尔·沃森（Lyall Watson）提出了一个假说：狂风会诱发典型的生理应激反应，让肾上腺素通过血液进入身体，从而引发一系列生理变化，譬如"新陈代谢加快，心血管扩张，肌肉血管扩张，皮肤血管收缩，瞳孔放大，汗毛竖起，感到刺痛"。

60年前，有两位研究人员开始研究北非炎热、干燥的坎辛风，得出了强风会影响人的生理的结论。他们推测，狂风中正离子的浓度升高，或可导致人体产生过多的血清素。虽然这项研究结果较为模棱两可，没有显示出明显的

我被行走治愈了

倾向性，但现在的研究人员已经认识到，许多人的情绪和健康都会受到天气的影响，而这往往具有家族遗传性，就好像你对某些气候的喜恶其实根植于你的 DNA 一样。

每个人都喜欢大热天的凉风，而猛烈的狂风可能给人带来完全不同的体验。瑞典的一项研究发现，较快的风速能改善一些散步者的心情，同时也会使另一些人的心情变差。早前的一项研究发现，女性对天气变化更敏感。

艺术家乔治娅·奥基弗（Georgia O'Keeffe）超级喜欢在风中漫步，这或许与她的荷兰血统有关。她在早年的书信中多次提到惊险刺激的风中漫步。譬如，她在 1917 年写道："我喜欢风——它更贴近我的性情，尤其是它能将一切吹散的特性……"对奥基弗而言，在荷兰西南部的大风中漫步是一味绝佳的提神剂，大风能吹走倦怠，吹走昏昏欲睡，大风的轰隆咆哮能将所有不满一扫而空。

奥基弗曾穿越沙漠和平原，她觉得在微风拂面的森林中漫步也别有一番乐趣。林地里，你可以欣赏树叶随风轻舞、沙沙作响的乐声，白杨、柔柳、青松的歌声各有韵味，十分悦耳。你可以听到干枯的树叶吹过地面时发出的唰唰声，树干嘎吱作响，树枝猛烈摆动。在起大风的日子，湖泊也会让人心潮澎湃——水面波光澄澈，浪涛涌动。在海边，你会目睹惊涛拍岸、浪尖相逐的宏伟场景。无论选择在哪种风景中进行风中漫步，你都会收获全方位的感官体验——你耳闻目睹、亲身感受大风的威力。这种体验会如同莫森遇到"旋风"那样，给你留下"不可磨灭的记忆"。

风还提供了一种自然阻力。当你迎风行走或逆风行走时，肌肉会绷紧，腿部和胸部的肌肉会活动起来，肺部会更卖力地工作。当你逆风而行时，腹部肌肉会得到增强，以便你保持平衡。对燃烧热量和增强肌肉力量而言，在强劲的风中大步上坡是很好的运动方式！

风能有效驱散污染，因此刮风（和下雨）时特别适合在城市里散步。此外，无论是城市还是乡村，大风天里不仅人少，蚊子和其他飞虫也隐匿了（风还能吹散你呼出的二氧化碳，而二氧化碳对蚊子很有吸引力，因此大风天也是"无蚊日"）。凭借这一点，你也可以享受属于自己的清凉。

 行走提示

任何人都可以在微风中享受风中漫步的乐趣。但如果风更像莫森所描述的"肆虐的风暴旋涡"，那么你可参考以下建议，出门前做好准备。

- 绑好长发，系好围巾，整理好四散的发梢；戴上紧贴头部或可系带的帽子；避免穿宽松、飘逸的衣服；拉上口袋拉链。

- 如果寒风刺骨，应戴上手套，穿防风外套，并多穿几件衣服。

- 定期给皮肤和嘴唇保湿，尤其是在风热干燥的季节。

- 如果风沙较大，应佩戴太阳镜。

- 避开强风直吹的路线；避开悬崖、峭壁、开阔地带和陡峭山脊。

- 使用带透明塑料保护套的地图或手机上的 GPS 导航系统。

- 带上登山杖，以增强支撑力和平衡感。

- 如果风速超过每小时 56 千米，就要取消行走计划，并在接下来的行程中避开山顶，因为那里的风速通常更快。

- 多喝水，因为在风中行走会使人脱水。

- 想要避开蚊子？那风速得与它们的飞行速度相当，即每小时 1.5 ~ 6 千米。

第 9 周　风中漫步

第 **10** 周
莫道君行早，
更有早行人

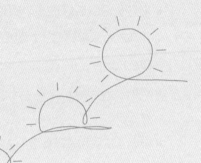

作家哈丽雅特·马蒂诺（Harriet Martineau）在 1847 年写道："我总是在晨曦微露的时候就出门。早起散步对身体很好。此外，这还能让我为一天的工作做好准备。"马蒂诺并不需要科学来告诉她清晨散步能给她带来的种种好处。如今，散步的各种益处都已得到了证实。如果你每天只散步一次，那就在清晨出行吧。

为什么呢？因为光是人体内每个细胞的主要计时器。如果你在醒来后 1 小时内接受一次光照，那么每个细胞和神经元都可以相应地调整自己。沐浴阳光无需太久，10 分钟便已足够。你也不该因为天气恶劣就放弃出行，因为即使早晨日光昏暗、天空多云，室外也比室内要亮得多。

你在刚醒来时，对光的敏感度最低，这意味着你需要明亮的光线来唤醒大脑，并设定一天的昼夜节律。大量研究表明，如何度过醒来后的第一个小时，决定着你今晚能否睡个好觉。晨光会告诉你眼睛后面的神经元是时候开始干活了，确保褪黑素（让你感到困倦，有助于夜间睡眠的激素）的分泌减少。但是，晨光的冲击也会让皮质醇的分泌量大增，唤醒你，让你精力充沛、精神振奋。理想情况下，晨练时可以不戴太阳镜，除非光线非常刺眼。

晨光还能促使身体分泌血清素——这是一种由神经元产生的化学物质，能让你感觉良好。血清素能调节你的睡眠质量，随后转化为安睡所需的褪黑素。尽管听上去有悖常理，但清晨散步可能是改善夜间睡眠的最佳方式。

晨光的作用不只有唤醒你和帮助你入睡。清晨散步还可以保护心脏。最近的一项研究表明，明亮的光线可以保护并增进心血管健康，因为它可以激活一种特定的基因，这种基因可以强化血管，降低心脏病发作的风险。研究人员发现，心脏病在冬季的发病率更高，这似乎表明光线与心脏病存在关联。耐人寻味的是，这项研究发现，连续 5 天在上午 8 点 30 分至 9 点接受 30 分钟强光照射的参与者，体内一种由 PER2 基因调节的蛋白质的含量会有所增加。PER2 基因对调节昼夜节律、改善新陈代谢和强化血管至关重要。而更早之前，一项用致盲小鼠进行的同一种实验的结果显示，强光对小鼠的生理没有任何影响。这似乎表明，眼睛在人体接收光的过程中起到了关键性的作用。

在这些实验中，强光的光照强度为 10 000 流明①。欧洲白天的光照强度从 1 000 ~ 100 000 流明不等——实际光照强度取决于时刻、季节、纬度和位置，以及多云程度。英国冬季清晨的天气一般较为阴沉，既有一些阳光，又有云层的遮挡，最高光照强度可达 16 000 流明。而在夏季，则光照强度会上升到 70 000 流明左右。没有一家室内健身房的光照强度可以与室外相比（室内光照强度的平均值尚不足 500 流明），就算在窗边也不如待在室外，因为玻璃会过滤部分紫外线，而紫外线也有助于调节人的昼夜节律。

在清晨散步不仅有益于调节昼夜节律。2012 年的一项研究发现，每天早上 8 点进行 45 分钟快走的女性在接下来的一天中会表现得更活跃，她们对食物图片的反应也更冷淡。这项研究证明了行走在给人带来活力的同时，还能抑制人的食欲。一些研究人员认为，人在运动后减少进食，是因为运动时体温会升高，从而激活下丘脑的神经元（帮助人控制食量）。就像天气炎热时你吃得较少一样，当你的身体因为走路而变暖时，你的食量也会减小。

①　描述光通量的物理单位。——译者注

然而，此后的理论认为，运动后食欲减轻与一种叫作"生长分化因子 -15"（Growth Differentiation Factor 15, GDF-15）的激素有关。在运动时，身体会分泌这种激素（运动 2 小时可让人体内的 GDF-15 水平飙升 5 倍）。先前的研究已证实 GDF-15 能抑制啮齿动物和猴子的食欲，其对人类的影响也正在研究中。无论是通过哪一种方式影响人体——燃烧热量也好，分泌激素也罢——清晨散步都可以抑制过度的饥饿感，帮助你调节和控制食欲。

14 年来，每天清晨我都坚持遛狗和散步，我发现自己已经爱上了用散步来开启新的一天。现在，我和马蒂诺一样，非常珍惜可以让自己静下心来、规划一天的机会，而身体健康只是一个意外收获。

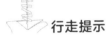 **行走提示**

吃早餐前散步对新陈代谢有很多好处，请参阅"第 48 周：空腹可徐行，减裁一身轻"。

还不信？清晨的空气污染程度通常处于最低水平，这意味着空气更清新。而在城市中，早晨的负离子（即阴离子，森林和流动的水中蕴含丰富的负离子）浓度最高。同时，植物在上午 9 ～ 10 点向大气释放的负离子非常之多，仅次于晚上

8 点。有关离子的更多信息，请参阅"第 30 周：飞流溅石落，离子相伴行"。

清晨是聆听鸟儿歌唱的最佳时间。这不仅是因为鸟儿更喜欢在清晨歌唱。一项研究表明，清晨鸟鸣的传播距离是白天其他时间的 20 倍。

为什么要聆听鸟儿唱歌呢？英国伦敦国王学院的一项研究发现，聆听鸟鸣能让听者精神振奋长达 4 小时。

你想通过听鸟鸣来增加抑制食欲的 GDF-15 的分泌量吗？进行耐力活动（如徒步旅行）尤其有效。请参阅"第 36 周：背包一何重，云山千万里"和"第 40 周：雪里山前水滨，唯爱你朝圣者的心灵"。

我被行走治愈了

第 **11** 周

散步，也把"青梅"嗅

1790 年 2 月一个气候温和的早晨，拿破仑的私人医生、医学教授让·诺埃尔·阿莱（Jean Noël Hallé）离开巴黎的住所，沿着塞纳河畔走了 10 千米。他带着一位朋友、一张地图，从巴黎市中心的新桥出发，沿着右岸行走，穿过拉佩码头，然后沿着左岸返回。行走过程中，阿莱博士记下了每一种气味。他的气味调查彻底改变了巴黎的气味，促使巴黎华丽转身，蝶变为名闻天下的芳香之都。更重要的是，阿莱博士进行了有史以来第一次有记录的气味漫步。

220 年后，设计师兼制图师凯特·麦克莱恩（Kate McLean）博士在爱丁堡散步时，嗅到了这座城市中独特的气味。她恍然大悟，原来城市也有自己复杂、难以捕捉且往往转瞬即逝的气味。这一顿悟促使她开启新的职业生涯，成为一名气味景观制图师和艺术家。在过去的十多年中，麦克莱恩指导了数百次气味徒步旅行，绘制了阿姆斯特丹、纽约、新加坡市等数十个城市的气味景观图。麦克莱恩一边行走，一边在精美的地图上绘制气味图（她绘制了不同的精油瓶图案以表示气味）。与此同时，科学家们也开始解码复杂而丰富的气味，并取得了惊人的成果。

嗅觉是你永远的指南针，是你无声的伴侣。你在子宫里时，嗅觉就基本发育成熟了。在你出生后的头10年，嗅觉在你体验世界的过程中起着至关重要的作用，你的鼻子能够分辨出数10亿种不同的气味。成年后，你每天要通过每个鼻孔中约500万个嗅觉细胞，呼吸约24 000次；你每小时可以闻到1 000多种不同的气味。大多数人都忙于观察和倾听，很少关注生活中令人迷醉的气味。

在一些开创性的实验室中，情况并非如此，研究人员对嗅觉进行了科学的、严谨的研究。现在一些研究人员认为，嗅觉情况比心脏情况更能准确预测人的寿命。嗅觉丧失并非只存在于老年人群体。研究人员认为嗅觉丧失与抑郁症、精神分裂症、癫痫等疾病有关联，也因此认为人类的嗅觉可能比他们以前想象的重要得多。一项针对新型冠状病毒肺炎患者的研究发现，在所有感染新型冠状病毒的症状中，唯一与抑郁症和焦虑症表现出关联性的症状就是嗅觉和味觉的丧失。研究人员还想知道，失去嗅觉是否会

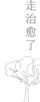

我被行走治愈了

使人更恐惧、更悲伤。

这种情况为什么可能出现？没人知道。目前研究人员知道的是，当人吸气时，微小的香味粒子团会涌入位于鼻腔顶部的两组大拇指大小的感受器，进入大脑中的嗅球进行编码；随后，这些编码后的信息会迅速传递到大脑中的杏仁核（产生情感的地方）和海马体（记忆库），作为感官气味的某种"图像"存档。嗅觉是唯一一种直达大脑的知觉，这意味着嗅觉、情感和记忆通常交织在一起，并作为单独的文件存储。难怪仅仅嗅闻气味就能唤醒生动的记忆。

嗅觉很像肌肉力量：如果长期不使用，就可能减弱。但研究表明，人通常可以恢复嗅觉。在一项研究中，有20名参与者无法嗅到一种名为"雄烯酮"的信息素，这种信息素通常存在于松露、熏肉和人体汗液中。参与者每天嗅闻三次，每次3分钟。6周后，一半的参与者第一次闻到了那股刺鼻的麝香味。此外，虽然人的嗅觉细胞每30～45天才会更替一次，但一些参与者在短短一周内就能分辨出雄烯酮的气味。

嗅觉训练不仅能增强人辨识气味的能力。2019年的一项研究发现，经过6周的嗅觉训练，35名年轻参与者的大脑结构发生了改变。通过磁共振成像扫描，研究人员观察到多个大脑区域的皮质厚度有所增加。这意味着什么？大脑皮层是覆盖在大脑最表面的高度折叠的神经元（你可以把它想象成大脑的最外层，一件贴身的外衣），大脑皮层变薄往往是病变的征兆。就像破旧的外衣无法保暖一样，破旧的大脑皮层也无法很好地保护大脑。这项研究发现，大脑皮层增厚会刺激大脑中负责记忆功能和识别功能的区域，这表明改善嗅觉也可能改善记忆。

我是在感染肺炎并失去嗅觉后开始嗅觉行走的。与麦克莱恩博士一起进行的嗅觉漫步让我感受到了嗅闻气味给生活带来的无穷乐趣。在英国的小镇上，我沿着一条小径追寻着沿途的气味，一路上闻到了潮湿的树叶味、柴油味、公交车的气味、泥土味、剃须香氛的气味、旧衣服味、松树味、湿纸板味、灰尘味、油漆味、洗涤剂味、漂白剂味、发廊的气味、新鲜咖啡的气味、甜美温暖的烘焙味、柴油味（再次）、鱼被开膛破肚的腥味，还有比萨的气味。

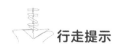

行走提示

用嗅觉引导行走，即为麦克莱恩博士口中的"嗅觉捕捉"法。请注意：如果你的鼻腔堵塞，这个方法可能不适用。

多喝水。按维多利亚·亨肖（Victoria Henshaw，率先运用嗅觉辅助进行城市规划的人）的说法，如果鼻子不够湿润，嗅球就无法很好地辨识气味。

寻找多样性。亨肖的建议是，行走区域既要开阔，也要封闭；既要有绿意，也要有水泥；既要高档，也要破旧。区域风格越多样，气味的种类就越丰富。

利用耳朵和眼睛寻找气味来源，从面包店到花店，从树篱到医院，你会发现嗅闻不同气味的机会有很多。你可以尽情探索灌木丛和商店里的气味。不要理会路人疑惑的眼神！

城市的气味会不断变化；在春天和秋天、晴天和雨天、黎明和夜晚都尝试嗅觉散步。人在夜间散步时（参阅"第46周：夜幕下漫步"），会对气味特别敏感。

为了缓解嗅觉疲劳，麦克莱恩建议人闻一闻肘窝的皮肤。

你如果喜欢，还可以写气味笔记（鉴于描述嗅觉的词句很有限，你可以尝试使用隐喻，比如浪漫的气味、秘密的气味、家的气味）。利用笔记来创建你自己的嗅觉地图或嗅觉艺术品。

在非常寒冷的天气里，人的嗅觉会变得不那么敏锐，将嗅觉散步留待暖和的天气再进行吧。

第11周 散步，也把『青梅』嗅

第 **12** 周
雨中漫步

下雨的时候，许多人会选择待在室内，但雨中漫步能让人立即与大自然重新建立联系。雨水打在皮肤上，这是人在与大自然亲密接触。无论你身在何处，在雨中漫步都是一种难忘的体验，它能唤醒你的触觉，增强你的存在感。

降雨时，空气湿度提升，雨滴溅落、敲击在石子等物体的表面上，促使特定的物质释放并融入空气中。幸运的是，吸入这些物质能让你产生幸福感。

雨中漫步还能唤醒你的嗅觉。雨水释放了树木、草和土壤的香气，赋予了风景一股复杂而迷人的芳香。作家、漫步爱好者南·谢泼德指出，雨后的桦树会释放出一种"像陈年白兰地一样的果香"，这足以让漫步者"如痴如醉"。事实上，不只桦树会在雨后释放这种令人愉悦的芳香气味，植物分泌的一些油脂也会带有这种香气，而这些

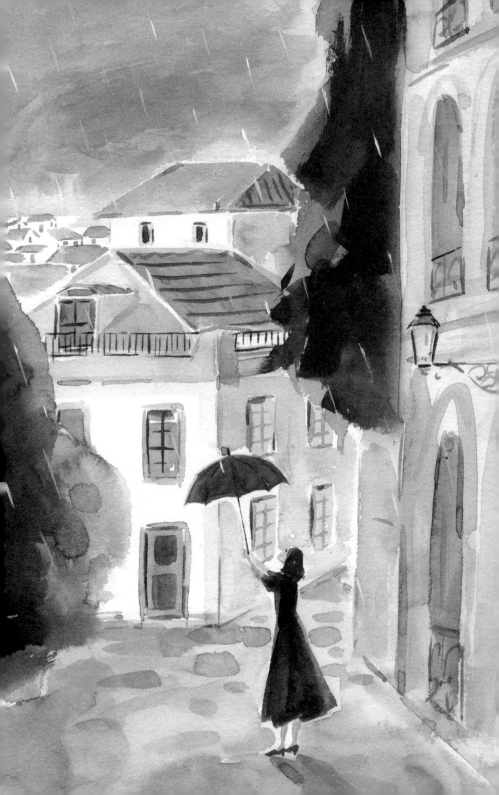

油脂能防止植物在旱季生长得过于旺盛。

雨后黏土散发的气味最明显，最初被称为"黏土气味"。到了1964年，两位澳大利亚矿物学家给这种气味起了一个名字：潮土油。干旱和被烤焦的黏土被雨淋后，潮土油会变得更浓郁；在印度，工匠会收集这种黏土并通过蒸馏收集其中的香味，制作一种香水——"土地的香水"（Mitti Attar）。你只需在下雨时（或雨刚停后）出去走走，鼻腔里就会弥漫着这股诱人的香气。

研究人员现在认为，雨水也会产生香气，因为雨水会扰动和转移各种物体（包括树叶上的细毛）表面上的气味分子。泥土的气味通常是温暖的，散发着麝香味，树叶的气味则可能是清新的，内敛而含蓄，两者结合会产生一种令人放松的鸡尾酒香味。建筑也会在下雨时散发气味：雨水释放了石头和混凝土内的香气；不过，并非所有建筑的气味都香气宜人。

重要的是，雨水还能冲刷空气中的污染物。下大雨时或雨后的空气总是更清新。这是怎么回事呢？随着雨滴穿越大气层，每一滴雨水都会吸附数以百计的污染物颗粒，包括烟尘和微小的PM2.5颗粒物，从而让空气变得清新、洁净。

雨水还能增加空气中的负离子数量，一些研究人员认为这可以增强认知能力、让人放松和改善情绪。医生伊娃·塞尔胡布（Eva Selhub）和艾伦·洛根（Alan Logan）在《你的大脑如何看待自然》（*Your Brain on Nature*）一书中引用了几项研究，表明吸入负离子可以改善健康、增强认知能力并延年益寿（参阅"第30周：飞流溅石落，离子相伴行"）。

雨水改变了一切——万物的触觉、声音、气味，最重要的是，它改变了你所见的事物，以及你看待事物的方式。在雨中漫步时，你会发现树干闪闪发光，树叶熠熠生辉，花瓣晶莹剔透。雨水让嫩叶和花朵几近半透明，每一条脉络、每一个标记都变得清晰可见。花朵、枝丫和带绒毛的小草在雨水的作用下变换着形状，随着水流昂首而后又低头。在雨中，你曾经走过上百次的路变得截然不同，多巴胺的激增让大脑焕然一新（参阅"第41周：信步随芳草，迷途识津渡"）。

如果这还不够让你在下雨时出门走走，你还可以了解另一项研究成果——在雨中运动会燃烧更多的热量。在检测了参与者的血液和呼出的气体后，研究人员得出结论："在雨天，人每分钟的通气量、耗氧量、血乳酸水平和去甲肾上腺素水平都明显更高。"简而言之，在又冷又湿的天气里，身体必须更努力地工作，从而消耗更多的热量。

在乌干达的热带雨林中，雄性黑猩猩经常在暴雨来临时跳舞，它们冲过树丛，拍打地面，用粉红色的脚底敲打树干，长长的手臂向空中挥舞。没人知道它们为什么要在雨中跳舞，但这幅壮丽的画面让人们明白了雨的魅力和感染力。

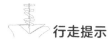 **行走提示**

买预算内最好的防水服，包括踝部收紧的防水裤（以防下摆的水会渗入靴子）和带尖顶兜帽的派克大衣。

防水服必须定期使用防水剂进行防水处理。否则，无论价格多贵，你都无法保证防水服在多次穿着后依然有很好的防水性！

一定要有防水的步行靴、高筒胶靴或鸭舌靴。与防水衣物一样，皮靴需要通过打蜡来进行保养。粗面皮靴需要使用防水喷雾，织物步行靴则需要使用多功能防水喷雾。

在城市中漫步的话，你可以考虑带一把折叠伞和（或）折叠式防水披风。

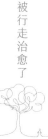

我被行走治愈了

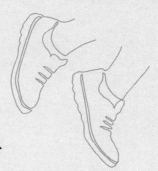

第**13**周

散步式跳舞，
抑或跳舞式散步

1599年，莎士比亚的朋友威尔·肯普（Will Kemp）从伦敦的皇家交易所出发，跳着舞行走了 204 千米，最后到达诺里奇。他花了 9 天来完成这段旅程，一路上积攒的素材足以撰写一本书。400 年后，一群舞者重复了肯普的步行舞，并提前一天完成了这段旅程。一次又一次的实践证明，舞蹈可以调节情绪、改善平衡、提升心率。为什么不多试试边走边跳舞呢？

事实上，跳舞与走路并无太大的不同。许多舞蹈动作都是走路步法的延伸，如狐步舞。可惜的是，大多数跳舞的机会都在室内，而且往往是在晚上（如果你是夜场爱好者，这倒也没有什么问题）。毋庸讳言，尽管很多人都是优秀的行走爱好者，但很少有人相信自己会跳舞。尽管如

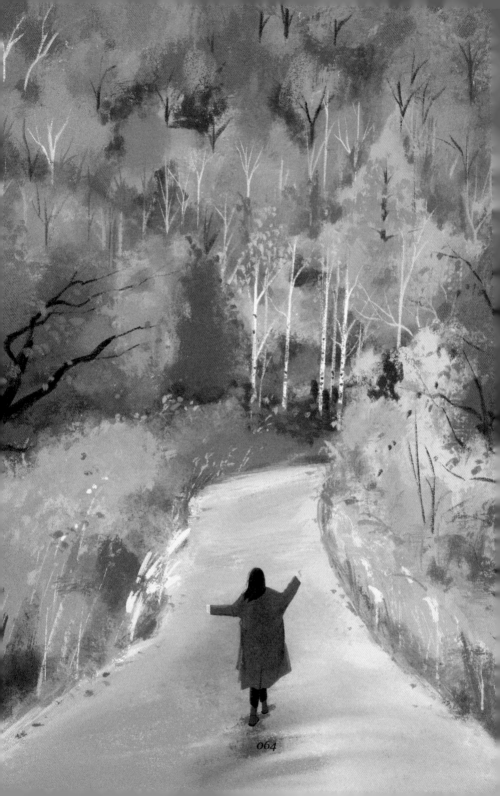

此，我还是喜欢在散步间隙跳上一小段舞蹈。我喜欢它带给我的感受——当我挥舞双臂，血液会加速涌动，心跳会骤然加速，这也是种运动和获得快乐的方式。此外，当天气寒冷刺骨时，跳一段快步舞或迪斯科也是一种有效的热身方式。

心理学家发现，一些简单的练习，比如边走边跳或边走边唱，会让人变得更活泼，对生活也会更满意。德国马丁路德–哈勒维腾贝格大学的研究人员发现，玩乐一周不仅能改善人的情绪，还能让人变得更爱玩、更活泼，从而过得更快乐。这项涉及 533 名参与者的研究表明，天生爱玩（不等于愚蠢或轻浮）的人几乎可以把任何日常事务变得妙趣横生、尽情畅意。在有意识地玩乐一周后，即使那些认为自己很严肃的人也更愿意将玩乐融入他们的生活，从而提升幸福感。研究人员认为，每个人都可以有意识地将玩乐融入日常的工作（或散步）中，这不仅会带来更高的生活满意度，还会增添创造力和乐趣。

除了让人感觉良好，将玩乐融入生活还有很多益处。1964 年，现代神经科学奠基人之一玛丽安·戴蒙德（Marian Diamond）在小鼠身上进行了一项开创性的实验。实验证明，能接触到玩具的小鼠拥有更大的大脑。之后的实验也得出了同样的结论，即这些经过"补脑"的啮齿动物拥有更多的脑源性神经营养因子（Brain Derived Neurotrophic Factor, BDNF；对神经元的生长和保护至关重要）、更好的记忆力和更敏锐的认知能力。这一信息告诉人们，玩乐不是儿童的专属。

英国赫特福德大学舞蹈心理学实验室创始人、心理学家彼得·洛瓦特博士（Peter Lovatt）告诉《泰晤士报》（*The Times*）的记者，在散步时跳即兴舞蹈能释放多巴胺（让人感觉良好的大脑化学物质），从而改善情绪，增强思维能力和决策能力，还能增强空间感。他认为，即兴跳上几个舞步会"打破固有的行为模式"，帮助人以不同的方式思考，并将步行变成一次全方位的认知能力训练。他说得也许没错。2012年的一项研究发现，那些动作更流畅、经常挥舞手臂进行即兴舞蹈的步行者所产生的想法和创意，比普通步行者多得多。

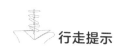 **行走提示**

检索网络上的视频，了解迪斯科舞步或其他简单的舞步，为你的行走注入活力。

跳舞式行走需要穿着合适的鞋子，选择光滑平坦的路面。

根据加拿大麦克马斯特大学的一项研究，为了保护大脑，

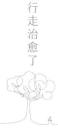

行走时应该快走 4 分钟，然后慢走 3 分钟，重复三次。你可以把快走换成甩臀，然后像平时一样步行，重复该过程。

蹦跳和一小段疾跑也可代替跳舞。在和孩子一起散步时，这两种方式特别有效，都能在提升有氧运动强度的同时增添乐趣。

边走边唱也能让人精神振奋（参阅"第 27 周：云天渺茫，踏歌而行"）。

边走边舞或边走边唱。如果担心被人看到，你可以选择在安静的街道散步，以及在清晨或傍晚行人稀少的时候出行。

接球游戏并非只有小狗才可以玩。边走边扔球、接球能提升你的平衡性、稳定性、协调性和空间感，同时还能让一起散步的伙伴玩得开心。

第13周　散步式跳舞，抑或跳舞式散步

第14周

漫步，
兼听穿林打叶声

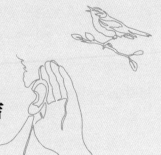

在约翰娜·斯比丽（Johanna Spyri）的小说《海蒂》（*Heidi*）中，小海蒂离开了爷爷的阿尔卑斯山小屋，来到法兰克福生活。在那里，她非常想念山中的生活。每天晚上，她都会梦见"冷杉林中的风"。风吹过松针的声音就像背景音乐，贯穿了斯比丽的山间治愈故事。

无论是鸟儿的婉转吟唱，还是微风穿过树叶的嘶嘶声，大自然的声音都具有神奇的力量，可以转移注意力、调节情绪、抚慰心灵。如今，研究人员开始探究其中的原因。几项关于住院患者的研究发现，聆听大自然的声音可以减轻焦虑；对流水声的研究表明，水流声比寂静的环境或古典音乐更能有效地降低皮质醇水平（一种压力指标）。

3 年前，英国布莱顿和萨塞克斯医学院的一个研究小

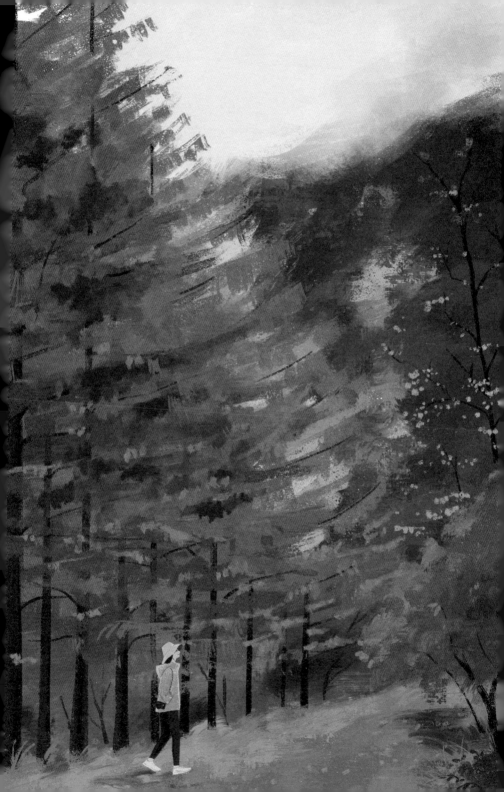

组开展了进一步的调查，测量了 17 名健康的年轻人在聆听各种自然音效和人工音效时的心率和大脑活动。研究人员发现，在休息和放松时，大脑中通常处于活跃状态的区域（有时也被称为"默认模式网络"）会根据音效是起伏的海浪还是隆隆的车流而发生变化。当参与者聆听起伏的海浪声时，他们的大脑会切换到研究人员所说的"向外聚焦"模式。然而，聆听交通的声响产生了截然不同的效果，这时，参与者的大脑切换到了一种"向内聚焦"模式，这与焦虑症、创伤后应激障碍和抑郁症患者的心理状态极为相似。"向内聚焦"和"向外聚焦"可以视为内向型思维和外向型思维的关键性差异。

随着音效的变化，不仅参与者的注意力发生了转变，他们的生理状况也随之改变。聆听自然音效减缓了他们的心率，放松了肌肉，而这有益于维持消化系统和腺体的正常功能，这些都表明他们的身体进入了积极、放松的状态。

此外，在聆听自然音效时，参与者在需要全神贯注的任务中表现得更好。换句话说，聆听自然音效比聆听人工音效更能让人集中注意力，这表明在散步时聆听水流声可能增强人解决问题的能力。有趣的是，研究人员发现，压力大的人在聆听自然音效时最放松。

噪声是现代生活中人们的众多压力源之一。世界卫生组织认为，仅仅交通噪声一项就导致人类的健康寿命减少了 100 万年。许多报告都揭示了城市噪声所带来的隐性危害：患高血压、糖尿病、肥胖症、心脏病的风险，以及心脏病发作的风险升高。美国的一项研究发现，噪声会导致人压力骤增，引起血管发炎，提高中风的风险。对各大机场附近学校的研究也表明，即使调整了其他变量，学生的识别能力、记忆能力和读写能力仍然较差。噪声（即便是你自认为已经适应的噪声）还会影响人的脉搏、心率和血压，甚至在人进入深度睡眠时也会如此。

减小噪声对身体的负面影响的办法就是到安静的地方走一走，到一个不受干扰的地方倾听大自然的声音，好好散个步。根据英国的一项研究，以下声音能给人带来最大的愉悦。

- 鸟鸣声
- 流水声
- 风吹树叶的沙沙声
- 寂静
- 脚踩碎枝的声音
- 动物的叫声
- 风吹过树木的呼啸声
- 雨滴落在树叶上的声音

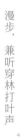

第14周　漫步，兼听穿林打叶声

- 橡子落地声

- 脚踩泥土的声音

这项研究指出，聆听大自然的声音会让人的放松感提升 30%，而用应用程序听语音进行冥想的人则没有出现情绪上的变化。研究结果显而易见：关掉你的手机，用耳朵去倾听自然吧。听到鸟鸣声的人幸福感最高，40% 的人说听鸟鸣声让他们感到快乐。但别指望在室内用应用程序听鸟鸣声的录音与听真实的鸟鸣声会有同样的效果，那是不可能的。早前的一项研究发现，与在大自然中聆听真实声音的人相比，在室内听录制的自然音效的人明显没有那么放松和精力充沛。

进行最有效的聆听式散步在某种意义上意味着要把自己交付出去，让听觉来带领你前进。让你的耳朵来带路吧，你可以跟随一只鸟儿或昆虫的声音散步，抑或探索一片更"悠扬动听"的林地。作家托马斯·哈迪（Thomas Hardy）认为，人们可以通过微风扫过树叶发出的特殊声音来辨别树种。

干旱、下雨、刮风和下雪都会带来新的听觉盛宴，让千篇一律的散步变得新奇动人。夜间漫步（参阅"第46周：夜幕下漫步""第34周：月满如飞镜，曾照彩云归"）也有同样的效果，夜间城市漫步能重塑人心中城市的声音与景观，令人心醉神迷。无论在哪里散步，跟随耳朵而行都能最大化地向外聚焦注意力。

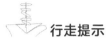 **行走提示**

最好独自一人进行聆听式散步。避开常去的路线即可，不必去寻找美景——这次散步的核心是耳朵，而不是眼睛。

注意那些发出明显的沙沙声的树种，比如白杨树，或者看看你能否像哈迪一样，通过树叶独特的沙沙声或咔嗒声辨别不同的树种。

将手环绕在耳朵周围，或将耳朵向前推，以放大周围的声音。

时不时闭上眼睛，将注意力从视觉转移到听觉上。

下载一个录音应用程序，制作自己的自然音景。你可以在散步时播放这段音频或将其发送给朋友。

一些步行导航应用程序可以提供新颖的步行体验，包括提供与散步区域有关的历史信息、地理信息，以及音乐伴奏。你可以下载并聆听，体验与众不同的聆听式漫步。

你可以用应用程序学习辨别鸟鸣声。辨别鸟鸣声也是聆听式漫步的一大乐趣。

第**15**周
独自去吹风

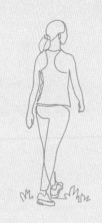

1947年，出生于澳大利亚的作家克拉拉·维维安写道，她经常有种想独自散步的迫切冲动。她说："我毕生都热爱户外、开阔的道路和僻静的场所……我一有机会就避开人群，置身大自然。"维维安经常在世界各地独自漫游，她曾坦言，比起与人相处，她更喜欢与山丘、山谷和宽广的道路为伴。尽管她有许多朋友，但维维安仍喜欢通过独自行走找回自己与黑夜、黎明、风涛和大海的联结。在独自行走中，她完全忘记了自我，只能听到大千世界的脉搏在跳动。

维维安并非名人中喜爱独自行走的孤例。让-雅克·卢梭（Jean-Jacques Rousseau）、威廉·华兹华斯（William Wordsworth）、亨利·戴维·梭罗（Henry David Thoreau）、弗吉尼亚·伍尔芙（Virginia Woolf）、谢丽尔·斯特雷德（Cheryl Strayed）等许多人都坦承自己在内心深处渴望独自行走。罗伯特·路易斯·史蒂文森（Robert Louis Stevenson）曾坦言："徒步之旅，应当孤身启程。"并补充了一句，他不希望被其他人打扰。散文家威廉·哈兹里特（William Hazlitt）则认为，散步的目的就在于独处，无"喧嚣之声扰清晨之静，破沉思之寂"。

现代生活中，人们往往忽视了独处的重要性。近期研究成果显示，在数字化时代，即时畅联的沟通让独处变得尤为重要。独处，尤其是在大自然中独自漫步，既能改善精力，还有助于疾病的康复。社会学家杰克·冯（Jack Fong）认为，独处有助于人们直面自我，摆脱社交压力，获得更广阔的视野。通过独处，人们还可以深化与自我的关系。杰克·冯每月都会独自徒步旅行。他认为独处如同运动或健康饮食，既能疗愈身心，也是人之所需。

著名精神病学家安东尼·斯托尔（Anthony Storr）与杰克·冯的观点类似。斯托尔认为独处能力是一种宝贵的能力，有助于人们触及内心深处的感受。斯托尔认为，在日常生活中，人们往往无法触及内心的最深处，而在户外行走时，人们得以从日常环境中抽离出来，从而能更好地理解自己，并与内心深处的自我建立联系。为了充分发挥大脑功能并挖掘个人潜能，独处是必不可少的。

根据近几年的研究结果，具备独处能力的人通常会表现出更高的韧性和满足感。独处能力的强弱似乎与孤独感存在负相关的关系，即独处能力越强，孤独感越弱。一项研究表明，经常独处的人往往有更积极的精神面貌、较低的抑郁程度、更强的压力管理能力、更低的患病风险和更强烈的满足感。还有研究发现，独处有助于改善人际关系，激发个人的创造力。这正如毕加索所言："没有伟大的独处，就不可能有像样的作品。"

　　独自徒步旅行是与集体漫步、陪友人漫步截然不同的体验，我强烈建议你探索这种行走方式。独自行走是自由的终极体验。你可以随心所欲地选择出发的时间、目的地，可以随意安排行程，无论是长途跋涉还是短途漫步，一切皆在你自己的掌控之中。你想停就停，想停多久就停多久。你可以踏上任何自己想去的道路，山谷、小径、小巷，无须咨询或考虑他人的意见，自由地做自己喜欢的事情就好。

　　在没有同伴帮助的情况下，人会开始自力更生，并最终建立起自信。英国徒步旅行家和登山家多萝西·皮利（Dorothy Pilley）认为，她通过"独自一人带着地图和指南针在山中漫步"，增强了生存能力，收获了强大的自信心——这些是其他休闲方式难以起到的作用。心理学家称

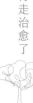

之为"自我强化"。

在独处时，人与大自然的联系会变得更紧密、深沉，甚至具有更深远的意义。皮利发现，独自漫步不仅能增强自信，还能获得内心的满足："在薄雾中，在黄昏中，独自一人，觅求山脊之巅，再疾冲而下，真是一次无与伦比的冒险……在沼泽上空，鹬鸟凄厉鸣叫。羊群隐在灰暗的暮色中，发出刺耳的叫声。寒冷平原，山脊尖峰影影绰绰。风呼啸而过……以上种种……都在我的心灵深处留下了难以磨灭的印象。"

近期的研究结果也印证了这一点。独自行走时，人能更好地进行自我反思并深入体验大自然的壮美。

顺便一提，独自行走时的记忆往往更清晰、保存得更久。心理学家认为，这是因为在这个过程中，人不太会被外界打扰，更能沉浸在周围的环境和事物中，从而能更迅速、更有效地处理记忆，同时让记忆更充实、更丰富。

独自徒步的风险略高于与他人同行。当身陷迷路、扭伤脚踝、遇到危险野生动物、缺水等困境时，独自徒步的人没有他人可以依赖。因此，为了确保个人安全，在独自徒步前应做好充分的准备工作。

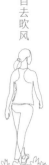

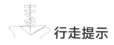 **行走提示**

有些人不太能接受独处。因此，我建议你从 10 分钟的独自行走开始提升独处能力，而后逐步增加独处的时间。

担心自己读不懂地图？你可以选择对导航要求较低的散步路线，比如沿着自然河流或运河、指定的小径或步道行走。

为了避免夜间迷路，建议尽早出发，为徒步预留充足的时间。

携带手机和备用电池，并告知他人你的行程安排和预计返回时间，以确保你的安全。

由于无人可分担物品重量，建议只携带必需品。

带上足够的水和食物，因为没有人会和你分享口粮。

选择天气状况良好且野生动物较少出没的时段出行。如果对独自行走感到不安，请避开危险路线，并提前参加短期导航培训（本人已亲身体验过）。

如果担心遭遇坏人的袭击，你可以选择不那么僻静的路线（参阅"第 17 周：河畔的翠柏，柔波旁的行走"）。你也可以尽量在周末等出行的人较多的时间段进行徒步旅行。此外，你可以随身携带个人报警器，切勿佩戴耳塞。女性还可以向那些经常独自进行徒步旅行的女性作家和专业徒步女性博主学习，汲取她们的经验。

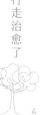

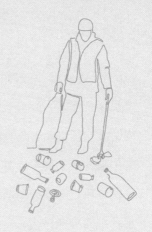

第 **16** 周
做行走的拾荒者

索尔福德的一个拾荒小组的组织者丹妮尔·赖特（Danielle Wright）在 2020 ~ 2023 年收到了一些志愿者的电子邮件。志愿者在邮件中衷心地表示，拾荒"挽救了"他们的生命，减轻了压力，并重获了被剥夺的社交机会。赖特在接受当地报纸采访时表示："拾荒有助于保持心理健康……它真的很有意义。"

赖特的拾荒小组被称为"索尔福德的垃圾英雄"。2020 ~ 2023 年，他们每日都会集合，在漫步、拾荒和聊天的过程中，有时能收集多达 30 袋的垃圾。实际上，拾荒的意义远不止于运动——它是一种责任感的体现，一次社交的机会，一个让环境变得更美好的契机。值得一提的是，拾荒意味着边走边弯腰、伸展身体和搬运重物，让全身都运动起来。

拾荒引发了公众的关注：当我和家人一起拾荒时，路过的行人往往会驻足询问或道谢。赖特的拾荒小组（许多成员是独居者）也收到了类似的反馈：废弃物屡次成为开启交流的契机。当政府将户外活动时间限制在 1 小时内时，索尔福德市的许多人都选择利用这 1 小时清理街头巷尾的快餐垃圾、啤酒罐和烟蒂。拾荒有一个意想不到的小乐趣：它几乎能立即产生一种自豪感。与许多活动不同，拾荒的成果可谓立竿见影。丹妮尔·赖特将其描述为"一种令人愉悦的感受……对环境和自身均有裨益"。

众所周知，废弃物会伤害动物。鸟类等动物可能被玻璃和易拉罐碎片划伤、可能被卡在废弃罐子里、被塑料绳缠住、在塑料袋里窒息、误食有毒废弃物和乳胶气球、被口香糖粘住或被橡皮筋噎住喉咙。英国防止虐待动物协会每年都会接到 7 000 多个求助电话，请求协会帮助那些受垃圾伤害或中毒的动物。微小的努力也是有意义的。对饱受生态焦虑困扰的人而言，拾荒漫步无疑是一线希望。

环境心理学家凯莉·怀尔斯（Kayleigh Wyles）博士进行了一系列海滩漫步实验，验证了拾荒的积极作用。在为期一周的实验中，三组学生分别参与了不同的海边活动。第一组在滨海步道上漫步，第二组探索潮池，第三组在海滩上边走边拾荒。实验结果显示，步道漫步者表现出了最强烈的平静感，而海滩拾荒者的价值感和使命感最强。

与此同时，科学研究成果显示"垃圾会带来更多垃圾"。如果马路旁满是快餐袋，那么开车路过的人们会更倾向于把快餐袋随手扔出车窗。因此，拾荒不仅有助于维护绿化带的整洁和野生动物的安全，还可能改变人类的行为，让人变得更有责任感。

一项长达 40 年的研究表明，志愿服务的正面效果超乎想象。长期参与志愿服务的人身心更健康——抑郁程度更低、自尊心更强、血压更低、死亡率更低。

近期有研究发现，参与志愿服务有助于保持大脑敏锐。牛津大学出版社于 2017 年出版的一部学术著作显示，在工作（短期）记忆力和信息处理能力方面，参与志愿服务的实验组在短期内的表现要优于未参与志愿服务的对照组。

此外，同样重要的是，大脑会对善行给予奖励，毫不吝惜地释放多巴胺这种令人愉悦的神经递质，让你感到些许欢欣，神经学家称之为"施助者的快乐"。举手之劳就能获得这种愉悦，比如路人对你拾荒的行为表示感谢，或者你看到自己捡拾了一大堆垃圾。拾荒漫步不仅能在多方面让你感到愉快，还能造福野生动物、大自然和居住环境。鲜有其他步行活动能带来如此积极的影响。

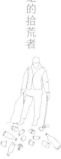

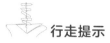 **行走提示**

加入当地的拾荒小组，这样你就有机会边拾荒边结识新朋友了；当然，你也可以单独行动，具体取决于你的个人兴趣。

当地没有拾荒小组？那就组织一个吧。小组活动结束后，用咖啡、蛋糕或烧烤庆祝你的第一次拾荒之旅。

拾荒时形单影只？播客、有声读物皆为你的伴侣。只用一只耳机或关闭耳机的降噪功能，以便你能听到来往的车流声。

穿上辨识度高的外套（或鲜艳的衣服），佩戴橡胶手套；借用或购买一副垃圾夹。

携带两个垃圾袋——一个装可回收垃圾，一个装其他垃圾。

想为公益出一份力但不方便拾荒？参与以步行形式进行的公益活动，就能边走边做公益。

众所周知，查尔斯国王曾在威廉和哈里幼年时期带他们拾过荒。若所有英国皇室成员都能积极投身于此……足矣。

我被行走治愈了

第 **17** 周

河畔的翠柏，
柔波旁的行走

1951 年，作家克拉拉·维维安在历经一连串打击后，选择沿一条河流徒步作为重拾自我的途径。"我真的能在罗尼河畔沉醉忘我吗？"她如是问，"忘掉那个悲伤、沮丧、幻灭的我？"结果是，在完成长达 743 千米的徒步之旅后，维维安觉得"欣悦欢腾"，重获幸福。河畔漫步不一定要长途跋涉，也不一定要偏僻荒远。1935 年 10 月 30 日，作家阿奈·尼恩（Anaïs Nin）在日记中写道："沿着塞纳河漫步……究竟是什么让我在河畔感受到无尽的欢乐？"

尽管对蓝色空间（包括水景）的研究相较于对绿色空间的略显滞后，但几个世纪以来，画家、诗人、园林设计师均已认识到人类对水（包括湖泊、喷泉、海洋、河

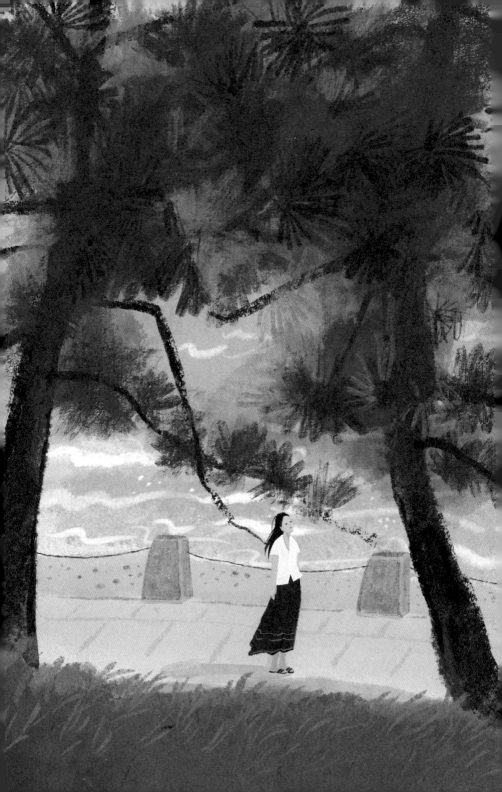

流⋯⋯）与生俱来的热爱。现在，科学研究终于迎头赶上，试图帮助人们理解为何水会既令人欢欣，又让人安心，为何水的存在可能具有实际疗效。

20多年前，研究人员发现，流水景观对行人的情绪有改善作用。是因为水声？水面反射的光线？还是因为附近可能有水源和食物（比如鱼）？抑或是因为人的身体在水边会更活跃？至今，研究人员仍无法完全理解为什么靠近水会让人感到非常美妙。然而，科技日新月异，如今研究人员可运用移动式健康传感器来监测人的心率、血液中生物标志物的水平和大脑的变化数据。数据明确表明，水的存在会让许多人感到更宁静。这似乎表明，待在水边有助于减轻21世纪的生活方式所带来的压力与过度刺激。

研究发现，观赏水景的女性运动时长较长，运动强度较高；在水边待的时间越长，女性幸福感越强，抑郁情绪越轻；相较于聆听音乐或处于安静状态下的女性，聆听流水声的女性分泌的皮质醇（又称"压力性激素"）较少。

显然，其他因素也在发挥作用：水流附近的空气质量相对较好；水声能掩盖令人烦躁的城市噪声（参阅"第14周：漫步，兼听穿林打叶声"）；经常在水边活动，如进行水边漫步或水上运动，可能让你感到更幸福；水是凉爽的，因此待在水边有助于缓解高温带来的不适。

注意力恢复理论的支持者认为，大脑在有规律但不单调的环境中更容易放松。此类环境既有可预测性，又能给人带来新奇感。有可预测性（如河水的恒定流动）有助于大脑放松，而人对事物（如水面的涟漪、鱼儿突然跳跃、摇曳的倒影）感到新奇则能让大脑集中注意力。环境的可预测性与心中的新奇感完美融合，能让疲惫不堪、超负载的大脑重新焕发活力，让你既精力充沛，又心神宁静。当你注视波光粼粼的河面时，你的大脑以类似冥想的方式得以放空。

华莱士·尼科尔斯（Wallace Nichols）在其著作《蓝色思维》（*Blue Mind*）中指出，河流在"有助大脑修复的完美景观"中位居前列，仅次于海洋。于我而言，无论是短途漫步还是长途远足，河畔行走始终是我的首选。在河边行走无须过多使用导航应用程序和地图，因此非常适合独自远足或以交谈为主的社交漫步。然而，这并不意味着你可以掉以轻心。河流以它出其不意的方式（比如在蜿蜒曲折的河道、变动的河岸和枝条低垂的柳树间穿梭）考验着你的认知能力，因此河畔漫步同样有益于大脑健康。

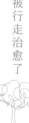

近期研究发现，在有水域的环境中，人们的利他主义精神和归属感均有所增强。尽管研究人员尚不明确知晓其中原因，但我一直认为这是因为河边漫步特别适合社交：漫步者可能遇见遛狗者、垂钓者和骑行人士（他们偏爱平坦开阔的水域），水上活动也丰富多样——有划船的、玩游艇的，还有喜欢游野泳的。自然河流与运河给人一种既宁静和谐，又与他人相连的感受，让人觉得自己并不孤单。不仅河边众多的人影让人感受到"有人陪伴"的温暖，而且如果是较长的沿河远足，静静流淌的河流本身也是与人们相偕而行的伴侣。虽然尚无实际数据证实这一观点，但众多作家和旅行者已阐明了与河流为伴的体验十分独特。我本人也有过类似的经历。有许多次，河流不仅是无可比拟的向导，也神奇地成了我最好的同行伙伴。

大多数城镇都有自然河流或运河。在乡村，河流与溪流纵横交错，野生动物资源丰富。探寻周边所有的河流及溪流，规划适合你的徒步路线吧。条件允许的话，你可以规划距离较长的路线。先从一整天的徒步开始，然后考虑将活动时长延伸到整个周末。两天的沿河徒步只需携带换洗的贴身衣物与牙刷即可。随后，你还可以尝试规划距离更长的沿河徒步旅行。现今，许多大河都有专门的步道，沿途亦可歇脚。罗尼河、泰晤士河和巴罗河等均可从源头徒步至入海口。诸多自然河流与运河，如加拿大的弓河，都拥有风景优美的河段，非常适合在两侧的居民区漫步。

河畔漫步不仅限于乡村。城镇里也有自然河流或运河蜿蜒而过，而且往往富有历史风韵，如美国得克萨斯州圣安东尼奥著名的河滨步道。

如果可以，不妨在冷水中泡一泡。令人惊讶的是，快速跳入冷水中会提升幸福感。寒冷会激活表皮下的温度感受器，刺激身体释放肾上腺素和令人愉悦的内啡肽。印度班加罗尔的研究人员发现，浸泡 1 小时可让多巴胺的水平提升 250%。2020 年 10 月，英国广播公司报道了一个关于冷水游泳者的研究，研究成果显示，每个冷水游泳者的血液中都含有一种冷休克蛋白，这种蛋白已被证实可以放缓阿尔茨海默病的发展。

 行走提示

不要漫无目的地沿着河岸行走，因为河道蜿蜒曲折意味着你需要花费较长的时间才能抵达目的地。建议使用地图或导航应用程序，确认目的地的位置和步行时间。

超细纤维毛巾在水中漫步或游泳时大有用处。

在下水之前，务必查阅当地公园网站或联系公园管理局，了解水质状况。

此外，建议携带双筒望远镜，因为有自然河流的区域是众多野生动物的栖息地。此外，建议配备太阳镜，以防止在阳光明媚的时候水面反光刺眼。

第 **18** 周
牵着爱犬散步去

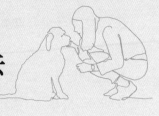

1863 年，英国约克郡一位名叫玛丽·艾尔的女士干了一件颇令维多利亚时代女性摇头皱眉的事。她孤身一人，沿着一条古老的山间小径，穿越人迹罕至的比利牛斯山脉，从法国远足至西班牙，随身仅携带了一个小型防水包。一名女性孤身上路，这样的徒步旅行显然是极度危险的。然而，玛丽无所畏惧，因为她有一位伙伴——一条小型苏格兰梗犬，她将其形容为"漫长且孤独的徒步旅程中的守护者"。

带着爱犬散步和没有爱犬陪伴而行的感受截然不同。14 年来，我每天都与一条活泼可爱的黑色拉布拉多犬散步两次，由此养成了许多习惯；虽然这条狗离世已久，但习惯仍然延续至今。有好几个月，我都因为散步时没了爱犬在侧而感怀伤物，悲切难以自控。若不是有爱犬陪伴，我为何要在黎明时分跃然起床，兴致勃勃地出门散步呢？我意识到，这便是它给我留下的宝贵遗产——坚持每日散步。我会好好珍惜这份礼物。

当然，遛狗方式因人而异。遛闹腾的小狗与遛老狗、吉娃娃或边境牧羊犬是完全不同的体验。再者，轻松自在地散步和有爱犬跟在脚边散步的感受也完全不同。但有一点是肯定的：狗主人（称其为"伙伴"更恰当，但为了好理解，此处仍采用"主人"一词）通常比不养狗的人散步更频繁，散步时间也更长。研究人员将此现象称为"莱西效应"，并指出狗与主人的关系越亲密，一起散步的次数就越多。

并非所有人都有足够的空间、闲暇时间或收入来养狗。那些想遛狗却不愿意养狗的人，如今也有了很多选择，如加入爱犬分享团体或加入所在社区的犬只收容所、救助机构，参与志愿服务。毕竟，人们不应该为了散步而领养犬只。

澳大利亚和德国在 2006 年进行的一项研究发现，长期饲养宠物的人就医频率明显更低，健康状况似乎也更好。这可能是参与者在养狗的同时增加了体育运动时长、次数的缘故。例如，研究人员知道养狗的人比不养狗的人每天多活动 30 分钟。此外，养狗的人也会比其他人做更多抱举、拉伸和弯腰的动作，我相信任何给狗喂过狗粮和水的人对此都深有体会。

鉴于此，瑞典一项对 300 多万成年人进行的研究的结果——养狗可降低死亡风险，也就不足为奇了。如果狗主人独自生活（只与狗为伴），那么这一风险还将进一步降低，这暗示了获得陪伴对人类健康有益处。通常情况下，独居者的死亡风险高于多人口家庭，但独居者若有狗为伴，死亡风险就会进一步降低。与不养狗的人相比，养狗的人胆固醇水平和血压均更低——这或许是因为他们更喜欢散步。

养狗不仅能改善身体健康，还有益于心理健康。众所周知，抚摸爱犬能促使人体释放催产素（又称"爱情激素"），降低皮质醇水平。一项针对住院儿童的实验发现，接触治疗犬可以减轻压力和焦虑。另一项研究发现，如果有康复犬的参与，中风后的老年人就能更好地恢复行走能力。

养狗的益处还不止这些。另一项针对肠道菌群的研究发现，经常与狗相伴的人肠道内有益菌的种类更多，这或许能增强人体免疫力。也许这是德国和澳大利亚的狗主人就诊频率较低的另一个原因。一家美国报纸对此调侃道："宠物是否已成为新的益生菌？"

此外，相比于不养狗的老年人，养狗的老年人的大

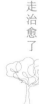

脑似乎更健康。这是怎么回事呢？在《不断变化的思维：神经学家的健康衰老指南》（*The Changing Mind: A Neuroscientist's Guide to Ageing Well*）一书中，作者丹尼尔·莱维廷（Daniel Levitin）解释说，步行对保持大脑年轻至关重要。他指出，人在步行时常常需要利用脑海中的地图，据此避开树枝、绕过常掉落岩石的地段和沼泽、避免惊扰野生动物、穿过道路等。他进一步补充道，人还需要做出"数以百计的微调"，不断做出微小的决策，例如如何轻巧着陆、是否需要调整角度以便更好地保持平衡。所有这些都会让大脑持续不断地工作，并在此过程中保护大脑。任何与狗一同散步的人都能体会到，自己在预测并应对爱犬的反应时，需要做出一系列决策和微小调整。与爱犬散步时，人不仅会为自己做出决策，还会为爱犬做出决策。

　　狗主人在遛狗时常常会与其他狗主人沟通、交流，养狗的人的大脑比不养狗的人更健康可能还源于遛狗过程中有社交互动。这或许可以解释近期一项令人费解的发现：养狗的人自我价值感更强。这种现象是否源于养狗赋予了人们更强烈的使命感，从而提升了自我价值感？此外，养狗家庭的孩子在与同龄人交往中遇到的问题较少，这说明狗可能在促进孩子的社交情感发展方面起到了积极作用。

　　我常回想起多年来与爱犬共同漫步的经历，最令我难以忘怀的是它对户外活动的热忱、无止境的好奇心和从运动——奔跑、跳跃、小跑中获得的无上快乐。在生命的最后几个月里，它尽管步履蹒跚，但依然快乐如初。它的热情感染了我，让我全然沉浸于那些时刻。在很大程度上，是我的爱犬教会了我如何行走，我们一同漫步并不仅仅是我陪伴它遛弯。

　　此外，在野外，不牵狗散步也能带来很多乐趣——你可以看着爱犬奔跑在小径上，无忧无虑地穿过草地，或许还可以看到更多的野生动物。试想，如果玛丽·艾尔没有她的小狗，没有那个忠心的护卫、伙伴，她还能成功穿越比利牛斯山脉吗？对此我颇感疑虑。

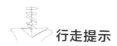 **行走提示**

　　养狗意味着承担责任。在做出养狗的决定之前，你可以向朋友、亲戚，或者向爱犬分享团体借一只狗。你也可以从当地的收容所里收养一只狗。

　　并非每次散步都适合携犬同行，在去往新的地点之前，确认目的地是否"宠物友好"很有必要。

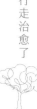

我被行走治愈了

为了在调整步态时充分享受摆动双臂带来的益处（参阅"第 2 周：改善步态"），请确认在何时何处遛狗可以不牵绳。

　　狗粪对环境有害，还威胁到了部分野生动物的生存。请务必将狗粪带回家或丢弃在狗粪回收箱中。

第19周
漫步林荫间

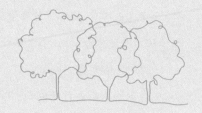

1960 年，研究人员惬意地在海滨沐浴日光，他们翻阅着钟爱的杂志时，看到了一篇题为"大气中的蓝色烟霞"（Blue Hazes in the Atmosphere）的论文出现在八月的《自然》（*Nature*）杂志上，给他们带来了不小的震撼。这篇论文的作者是此前名不见经传的荷兰生物学家弗里茨·沃莫尔特·文特（Frits Warmolt Went）。在这个看似平淡无奇的标题之下，是一篇观点非常激进的研究报告。文特大胆假设：人们在自然环境中见到的烟霞，只不过是由树木和植物释放的分子气体凝结而成的巨大云团。光线照射到这些分子上时会发生瑞利散射，导致光线散射，从而形成 15 世纪风景画家们钟爱的蓝色、棕色和白色烟霞。

生物化学家鲍里斯·托金（Boris Tokin）发现了植

物为自我防护分泌的化合物，并据此创造了"杀菌剂"（Phytoncides）一词。然而，是文特首次发现这些分泌物规模大，以及它们对地球大气层的影响。文特的发现领先他的时代数十年，直至后来的研究人员使用新技术测量和分析这些高度复杂的化合物，文特的研究才得以继续推进。如今，研究人员才刚了解到这些化合物的惊人潜力。这引出了一个新问题：树木的分泌物能否解释为什么人们在林地漫步后会感觉更好？

人们并不仅仅是感觉更好了，而是实实在在地变得更好、更健康了。英国东英吉利大学的研究人员对 20 个国家超过 2.9 亿人参与的 140 份报告中的数据进行了分析，结果显示，绿意盎然的自然环境对增进身心健康有良多益处，譬如降低了 2 型糖尿病、心血管疾病、过早死亡、高血压和心理压力大的风险。

本章重点讲讲林地。芬兰的一项研究成果显示，成年人（尤其是中年女性）在森林中漫步后，健康状况随即好转。从林地归来的成年人皮质醇水平显著下降，这与 22 项临床研究综述的结果相符。这些研究均发现从林地归来的人唾液中的皮质醇浓度较入林地前明显降低了。

这在日本已是老生常谈。20 年来，日本的诸多研究人员均发表了相似的研究成果。日本人称林中漫步为"森林浴"，他们发现置身于林地能够降低血压、心率，减轻压力，缓解炎症，增强免疫力。

当然，受益的不仅仅是身体。西班牙巴塞罗那全球健康研究所的研究人员发现，身处绿茵让居民的思维更敏捷。在英国的一项研究中，研究人员对 6 500 名参与者进行了10 年的追踪，并将追踪结果与其所在社区的绿化卫星图像进行了对比。结果显示，生活在绿化程度较高的社区的人，其认知能力下降的速度相对较慢。然而，这并非仅与居住地有关。一项针对 50 000 名青少年学生的研究发现，那些在绿化环境较好的学校接受教育的学生，无论其居住的社区绿化程度是高还是低，都取得了更好的成绩。然而，研究人员尚不知树木对人类为何具有如此显著的益处。

这自然引出了一个价值连城的问题：树木为何会对身心产生深刻的影响？部分研究人员坚信是萜烯的作用，萜烯是一类在植物的叶子、茎干、根和树干中产生的有机化合物，具有强大的杀菌特性。

大多数对萜烯展开的研究都是在培养皿中或啮齿动物身上进行的。尽管只是初步的研究，但这些研究的结果表明了萜烯具有广阔的应用前景。许多萜烯都具备显著的抗炎特性，如 α- 蒎烯（存在于松树和迷迭香中）、γ- 萜烯（存在于桉树和纸皮树中）和 δ- 柠檬烯（存在于薄荷、七

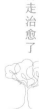
我被行走治愈了

叶树、桉树、杜松和黑胡桃等植物中）。值得注意的是，δ-柠檬烯可以降低老年人血糖和胰岛素的水平，在改善抑郁症患者情绪方面的效果甚至优于抗抑郁药物。

桧烯是桦树中主要的萜烯之一，已被证实具有抗炎特性。薰衣草和桦树所含的芳樟醇能有效减缓小鼠肺部炎症的发展。部分萜烯（尤其是松树中的萜烯）似乎具备抗癌功效（参阅"第39周：春风花草香"）。此外，枫香树中的樟脑萜等萜烯具有强大的抗氧化作用。另有几种萜烯对神经系统也能产生一定的保护效果，如香脂冷杉中的蛇麻烯。

在林地中活动有助于改善人体的菌群。医生早就知道，自幼在户外生活的儿童拥有更丰富、更多样化的菌群。2019年，芬兰的研究人员针对此现象进行了研究。他们将植物（包括树木和灌木丛）大片移植至城市日托中心的操场，且允许孩子们每周5天，每天花费1.5小时在此地玩耍。研究人员随后分析了儿童肠道和皮肤中的有益菌，并将其与常规日托中心儿童的数据进行了对比。在4周内，一直在树丛中玩耍的儿童体内的有益菌变得越来越多样。令人印象尤其深刻的是，研究人员在孩子们的皮肤上发现了大量伽马蛋白杆菌类的有益菌，这类菌株被认为对提高免疫力至关重要。孩子们的体内菌群和皮肤状况的变化，与其免疫系统的变化相适应。换句话说，孩子们越常在林地中玩耍，其免疫系统就越完善。

然而，你不可因科学研究成果而忽视森林的本质。森林并非仅为人类的健康而存在；森林是一个神奇之地，拥有迷人的春色，栖息着神奇的野生动物和神秘的地下真菌，它们共同构建了一个错综复杂的、神奇的生态系统。当你漫步其中时，可以脚步放轻柔，保持安静，感受清新的空气轻拂肌肤，萜烯香气沁人心脾。鲜有地方能像黎明或黄昏时的林地那般令人迷恋、心醉……

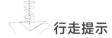 **行走提示**

落叶林比常绿林更能体现季节更替的魅力：冬季光秃秃的树枝别有一番景致，而秋天绚丽的色彩会让整片森林华丽蝶变。

事实证明，仅触摸有机景观材料就能立即增加皮肤上蛋白杆菌（包括伽马蛋白杆菌）的多样性。因此，我建议你脱下手套，用手触摸植物。

常绿树木能释放出更丰富的萜烯：为了达到最佳效果，我建议你在漫步时深呼吸。可尝试轻抚树干，或揉搓橡树、山毛榉、桦树、胡桃等不同树的树叶，闻嗅它们的香气，享受

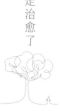
我被行走治愈了

漫步于香气迷人的林地带给你的别样感受。

不同的林地会产生不同的萜烯混合物。因此，要适当变换散步的地点，在不同季节或时间点选择不同的林地进行漫步。

研究发现，散步 2 小时能够显著增加人体内自然杀伤细胞的数量，这种细胞能有效杀灭病毒和癌细胞。另外，李卿博士的一项研究成果显示，连续三天在林地漫步能让人体内自然杀伤细胞的数量增加 50%。

我建议你每周进行一次森林漫步，据《美国生活方式医学杂志》（*American Journal of Lifestyle Medicine*）发表的一项 Meta 分析报告，一次林地散步对健康产生的益处可持续一周左右。

主动参与植树活动或向林地慈善机构捐赠树苗，共同助力扩大林地面积。

探寻植物园（包括但不限于松树园）——这里通常集结了来自世界各地的植物。

只要你稍加了解，树木和林地就会变得更富有吸引力。购置一些前沿的林地科学书籍，探索更多未知领域（参阅"推荐阅读"），你还可以下载应用程序，在其帮助下识别动植物。

第19周　漫步林荫间

第**20**周

享漫步，强记忆

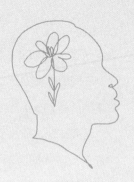

约10 年前，德国和美国的心理学家就在思考这样一种可能性：相较于久坐于书本、屏幕之前，行走或许更有助于增强记忆效果。

德国心理学家发现，无论是儿童还是成人，行走时的工作记忆（即回忆新学知识的能力）均优于静坐时，儿童的表现尤为明显。参与者如果能自行决定步行速度，其记忆能力就会进一步增强。不过对具体缘由，研究人员并未给出解释。在同一时期，美国的研究人员亦在进行类似的研究。美国加利福尼亚州立大学长滩分校与美国伊利诺伊大学的心理学家们招募了 80 名学生，要求他们学习一个冗长的单词表中的名词。部分学生在开始学习前散步 10 分钟；部分学生在学习结束后、接受测试前散步 10 分钟；其余学生在学习和测试前均安静地坐着欣赏风景图片。结果显示，其中一组学生的记忆效果显著优于其他学生，他们记住的名词比其他学生多 25%。令研究人员惊讶的是，这正是在开始学习前散步 10 分钟的一组。心理学家因此得出结论：学习前散步 10 分钟可带来"记忆优势"。不过，跟德国同行一样，美国的研究人员也没有解释出现这一现象的具体原因。

过去 10 年里，研究人员对记忆、运动有了进一步的认识。人往往在散步之后感到精力充沛、神清气爽，一些研究人员将此现象归因于内源性大麻素。这种微小分子在人剧烈运动时在体内产生，通过血液循环穿越血脑屏障与受体结合，但其作用机制尚不完全明确。早期关于极其复杂的内源性大麻素系统的研究表明，这种分子与睡眠质量、幸福感、生殖功能、肌肉生长能力、骨骼重建能力密切相关。近期的研究进一步揭示，内源性大麻素系统还与记忆能力有关，原因在于该微小分子可与海马体中的受体结合，而海马体主要负责大脑的记忆处理与存储。快步行走时，内源性大麻素水平上升。近期的研究试图将此现象与步行速度联系起来，提出了一个值得关注的问题：步行速度的快慢是否会影响记忆力？

答案是，不同的步行速度会增强不同类型的记忆。瑞士的神经学家发现，进行 30 分钟的中等强度运动（如平地快走）有助于增强联想记忆，而进行剧烈运动（如 15 分钟的上坡快速步行）可以显著提升内源性大麻素的水平，从而增强回忆能力。

另有研究表明，仅慢走 10 分钟就有显著的效果，可促进各类记忆通路之间的互动。此外，瑞典一项前沿研究发现，即便只步行 2 分钟，也能对年轻人的学习能力与记忆能力产生正面影响。

有些不解吗？大可不必。如果你正在为考试做准备，需要增强回忆能力，请考虑快速走上坡路或其他的力量行走方式。若想运用联想记忆（如将想法与姓名、面孔结合起来），可在平地快走。最好以不同的速度行走，每种速度持续至少 2 分钟。理想状况下，应在不同时间点，比如在复习开始前、复习过程中（或每隔 1 小时）和完成复习后步行。在不同情况下以不同的速度行走，可以激活不同类型的记忆。

不仅特定的走路的时间和速度可以帮助人们整理记忆，方向亦有影响。虽然许多研究都将运动和记忆联系了起来，但是有一位研究人员走得更远。英国罗汉普顿大学的心理学家亚历山大·阿克森蒂耶维奇（Aleksandar Aksentijevic）博士招募了 114 人参加 6 项不同的记忆实验：在观看了一段犯罪片、一列单词或一组图像后，一部分参与者向前向后交替走动，另一部分参与者保持久坐不动，

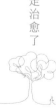
我被行走治愈了

然后他们被问及所看到的内容。

　　相较于静坐者而言，向前向后交替走动的人都能更好地回想起相关信息和过往事件。在 6 项实验中，有 5 项实验表明，当人向前向后交替走动时，记忆力会变得更敏锐。平均而言，记忆力的增强在人停止运动后持续了 10 分钟。阿克森蒂耶维奇博士将运动引起的心理时间旅行效应称为"记忆性时间旅行效应"。

　　研究人员知道了人能保持敏锐记忆力的真正原因。然而，后续的研究揭示了另一个较为隐晦的关系。研究人员发现，能够从积极记忆中汲取力量的人抗压能力更强。研究人员指出，同忆积极经历、品味美好记忆有助人以更强的情绪复原力抵御压力。尽管尚不确定步行能否如同巩固近期记忆一样助人保留长期记忆，但神经学家普遍认为步行有助于防止记忆衰退。2010 年的一项研究表明，热衷于步行的人（每日步行 2 千米以上者）在晚年的记忆力更强，失忆的概率是其他人的一半。

　　与此同时，2021 年一项针对 55 岁以上失忆症患者的研究发现，遵循步行计划增强了他们的思维能力，这使研究人员猜测定期运动可以减缓阿尔茨海默病的发展速度。

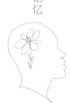

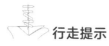 **行走提示**

如果你正在备考，我建议你将定期散步纳入日程安排，即便只是在复习不同科目的间隙走上 2 分钟。

行走时，最好能采用不同的速度。

发表于《大脑研究》（*Brain Research*）杂志的一篇研究报告表明，进行短暂的运动（如快走）有助于增强注意力，并且这种效果能够维持约 1 小时。因此，我建议你每隔 1 小时就来一次短时快走，以便调节大脑，增强记忆力。

如果你在回忆过往时遇到困难，可以尝试倒退行走。

不要过度剧烈地运动。2017 年的一项研究发现，即使是短时间的过度剧烈的运动，也可能导致"言语记忆、即时回想记忆和延迟回想记忆"能力的衰退，这可能是运动后的疲劳所致。步行的运动强度是最合适的！

我被行走治愈了

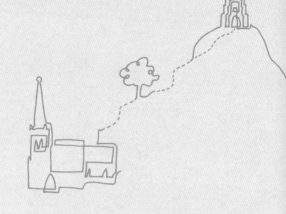

第21周
好奇心助力，
访灵脉古迹

1921 年夏天的一个温暖午后，阿尔弗雷德·沃特金斯（Alfred Watkins）站在英国赫里福德郡的某个山顶上欣赏美景。作为一名才华横溢的风景摄影师、考古学发烧友和博物学爱好者，再加上一生都在这里生活、工作，他对这里的景色再熟悉不过了。然而就在这一天，好奇心旺盛的沃特金斯首次注意到一些以前从未留意的东西。他把目光从远景转向地图，发现他所在的山顶在地图上可以和一系列古代遗址连成一条直线，仿佛有一根笔直的丝线将它们串联起来。这一发现启示了他，并改变了他的人生轨迹。沃特金斯匆匆回家，开始在地图上的"地标"上插大头针，绘制线段。他坚信，历史上的重要遗址——城堡、教堂、关隘和石碑——是沿着特

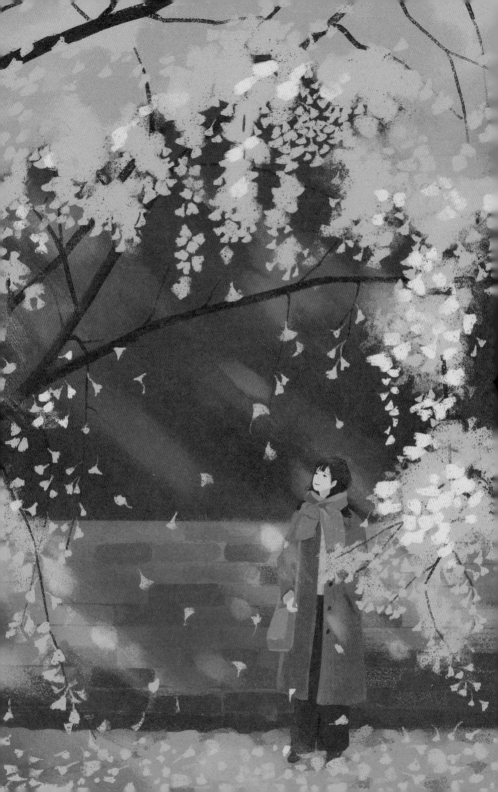

定直线分布的，而这些直线的附近曾在几千年前发展出了贸易通道或朝圣路线。

沃特金斯创造了"灵脉"（Ley Lines）一词，用以描述这种排列模式。他认为至少得有四个显著地标，方可构成一条灵脉。虽然他最初在地图上确认过这些地标，但是后来他在实际探索某条灵脉时，经常发现一些其他的"地标"，包括溪流、泉眼、堤道遗迹等。他认为，所有这些都表明，灵脉是人们遥远的祖先曾走过的古老的"高速公路"。他的观点尽管在其出版的两本书都得到了详细阐述，但从最初就备受争议。不过，最大的争议出现在他去世30多年后。20世纪60年代的新纪元主义者重新诠释了灵脉的含义，认为灵脉不是原始的行走路线，而是隐秘的能量网络、地球动力线，是人类的史前远祖知道而当今人类不知道的宇宙奥秘。对许多人而言，新纪元主义者的这个理论太离谱了，于是沃特金斯和他的灵脉理论遭到了嘲笑和诽谤。

没有科学证据表明灵脉存在。然而，近期有人撰文指出，沃特金斯所说的灵脉往往与中世纪的朝圣路线、地下溪流的流向或已消失的贸易路线吻合。无论灵脉是与朝圣路线、地球动力线或贸易路线一致，还是与这些路线没有什么关联，只要你踏上灵脉，便意味着你在秉持着好奇心前行。绘制灵脉地图，沿着灵脉行走，能增强你的好奇心，帮助你了解景观的历史和精神内涵，探寻建筑、地质、地理、地名、植物、隐秘溪流、消失已久的小径之间的关联。

近年来，神经学家对好奇心的探讨取得了颇具启发性的成果。英国卡迪夫大学动机与记忆实验室首席研究员马赛厄斯·格鲁伯（Matthias Gruber）做了一项实验，旨在探究好奇心、学习能力与记忆能力的关联。他发现，人如果对某一课程产生了好奇心，就能更有效地学习并牢记接下来相对乏味的知识。脑部扫描显示，初始的好奇心能够提高海马体的活跃度，随后海马体会保持长时间的活跃，这有助于大脑处理后续相对枯燥的信息和记忆。格鲁伯解释说："好奇心会影响记忆能力，让大脑处于一种能够学习和存储任何信息的状态。"

早期的研究将更强的好奇心与更高的个人成就感联系在一起。值得注意的是，由好奇心带来的成就感有长达 24 小时的延时效应。这意味着好奇心的激增会带来一种"意义感和生活满足感"，而且这种美好的感受可在好奇心消退后再持续一天。心理学教授托德·卡什丹（Todd Kashdan）将保持好奇心视为"最可靠却最遭忽视的幸福秘诀之一"，好奇心能让人们产生探索的欲望和快乐的感受。卡什丹的研究还表明，好奇心有助于人们应对生活压力，提升情绪韧性。心理学家伊迪丝·埃格尔（Edith Eger）将她在奥斯威辛集中营幸存下来归功于好奇心，她说："这就是让我活下去的原因……我一直想知道接下来会发生什么。"

好奇心似乎对保持身体健康具有积极作用。1996年的一项针对1 000名成年人的研究发现，无论是否吸烟或患有疾病，好奇心强的人寿命更长。另一项研究表明，好奇心越强烈的人，患高血压或糖尿病的风险就越低。值得注意的是，强烈的好奇心不仅有利于保持身体健康和提升幸福感，同时也会对人际关系和婚姻生活产生正面影响。这一现象或许并不令人意外。

放下所有的怀疑和偏见吧。开放的心态是产生好奇心的前提，充分利用与生俱来的好奇心，绘制灵脉地图并勇敢探索你发现的灵脉吧。

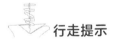 **行走提示**

首先，借用沃特金斯的方法，在官方地图（需使用尽可能详细的地图）上选取一个具有意义的地标。该地标可以是人工地标，也可以是自然地标。接着，利用标尺或其他直尺，在这个地标与其他有意义的地标之间绘制一条线段。任意线段上至少有四个地标才算灵脉。

沿着计划的路线行走，仔细观察，留意沿途所有未在地图上标注出的特别地段。

　　如果想探寻"灵脉猎手"已经设计好的线路，可参考书籍、网站、博客中的信息。

　　摄影（尤其是航拍）有助于识别地面上肉眼难以察觉的奇特地点、地貌或路线。

　　"灵脉猎手"试图将全球著名地标（如中国的长城、埃及的金字塔、秘鲁的马丘比丘）作为"重要点"，了解"重要点"的地理信息也是一堂引人入胜的地理课。

我被行走治愈了

第 22 周
静静漫步，
此时无声胜有声

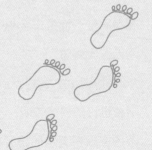

约 10 年前，研究人员发现重度噪声环境中的老鼠的海马体难以生成新的神经元，而海马体是大脑中与记忆能力和学习能力密切相关的区域。在另一项单独的实验中，另一批研究人员发现，如果每日为小鼠提供 2 小时宁静的环境，它们的海马体就会生成新的神经元。于大脑而言，噪声有害，安静有益，这一简单明了的结论并不令人意外。早在 1859 年，弗洛伦斯·南丁格尔（Florence Nightingale）在《护理札记》（*Notes on Nursing*）中写道："无论是在护理患者还是在照顾健康人，让受照护的人听到不必要的噪声都是最严重的疏忽。"事实证明她是对的。在前沿的对噪声环境与宁静环境的研究中，人类取代啮齿动物成为实验对象，研究结果出乎意料，令人震撼。

瑞典的研究人员发现，长时间处于噪声环境中的人更容易肥胖，而处于公路、铁路和飞机噪声中的人则面临很大的健康威胁。一项对 38 万加拿大人的研究揭示了交通噪声与糖尿病的关联。而对位于加拿大希思罗机场航线下的学校进行的调查表明，学生的记忆力和阅读理解能力较差。美国密歇根大学的研究报告指出，生活在嘈杂环境中的人患阿尔茨海默病的概率比其他人大 36%。

噪声与睡眠障碍、心脏病、糖尿病、听力损伤、高血压和精神压力大密切相关。长期或严重的噪声环境最终会导致听力受损。一旦噪声损害了内耳的微小绒毛，听力将遭受不可逆的损伤。

斯特芬·斯坦斯菲尔德（Stephen Stansfeld）教授是全球噪声领域的权威专家。他认为，即使是人已经适应（并且不再听到）的噪声，也会对人的身心产生负面影响。这类噪声悄然侵入耳朵，会使微小的耳骨振动，转化为电信号传输至大脑，触发压力激素的分泌，干扰心率和血压，乃至打乱昼夜节律，即使人在睡眠中也会如此。因此，斯坦斯菲尔德教授建议，人们应当不断探寻幽静且令人满意之处并在那里生活。

令人欣慰的是，噪声的破坏力有多大，宁静的治愈力就有多强。在对住院患者的研究中，相较于爵士乐等音乐，

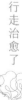

我被行走治愈了

宁静能更有效地缓解痛苦。2006年一项关于音乐的生理作用的研究（旨在考察人们对不同音乐流派的反应）发现，对参与者压力指标影响最大的并非音乐，而是环境。处于安静的环境比起听舒缓的音乐更让人放松。在听完一段音乐之后安静下来，会让人的心绪更平和。美国俄勒冈大学的后续研究证实，噪声消失后，大脑的声音处理功能并不会简单暂停，而会对宁静产生反应。

没有声音打扰的时候，身体可以得到休息，大脑就可以开始产生新的神经元，这个过程被称为"神经发生"。因此，宁静与冥想的作用、原理相似（后者也被证实能促使神经元的生成。参阅"第51周：行到水穷处，禅在云起时"）。

然而，静静漫步与行走冥想不同，前者并不意味着你必须独自行走。你安静地与他人并肩而行，也会发生奇妙的现象。人如果对同行者有好感（或认为未来可能产生好感），便会自然地与他们保持步伐一致，这种现象被称为"同步化"。日本的一项研究发现，陌生人一起默默散步不到10分钟，就会产生一种联系或纽带，表现为散步者步调一致，以相同的速度、步幅和节奏走动。在一项实验中，参与者互不相识，他们两两配对后沿着一条安静的小路并排行走，一个伪装成全球定位系统设备的运动传感器追踪着他们的脚步。对彼此第一印象较好的步行者很快就进入了相同的节奏。在安静地走了 0.4 千米后他们对彼此的印象进一步改善，这表明某种形式的非语言交流正在发生。研究人员惊讶地发现"第一印象反映在行走的细微动作中"，并注意到在安静的环境中并肩行走让两个陌生人相互产生了好感。

当然，世界上没有绝对的宁静。即使在最安静的地方，你也能听到呼吸声和脚步声。但是，没有噪声的地方是存在的。在这些地方，没有树叶吹吸机，没有剪线机，没有车流，也没有汽车的喇叭声和飞机的轰鸣声。试试寻找这样的净土吧。关闭手机，感受宁静如何改变周遭的环境。在喜马拉雅山脉，作家彼得·马西森（Peter Matthiessen）曾注意到，由于这里没有噪声，光线显得更明亮。

 行走提示

说到重启自我，你并不一定需要长时间的远足。在上文提到的 2006 年的研究中，参与者只需要在安静的地方待 2 分钟，身体就能得到放松。选一个安静的地方，放下手机散步 2 分钟，足矣。

拒绝聊天。与同伴一起静静地散步所产生的亲密感不亚于

任何谈话。

　　偶尔停下脚步，闭上眼睛，静静地，倾听……

　　试着尽可能安静地走路。这通常会增强你对声音的感知力。

第22周　静静漫步，此时无声胜有声

第 **23** 周

高原结露厚，
潇洒雾中人

20世纪 30 年代，一群苏联的研究人员开始研究缺氧对人体的影响。研究人员在几十年间积极开展各种动物实验，其中许多是在高海拔山区营地进行的，其余的则是在飞机或陆地实验室中进行的。研究人员研究了持续性缺氧和间歇性缺氧的影响，并迅速意识到，虽然人体在氧气不足的情况下无法生存，但可以在缺氧环境中短时间暴露。研究人员最终改进了一种训练，将其命名为"间歇性缺氧训练"（Interval Hypoxic Training, IHT）。该训练包括暴露在缺氧环境中几分钟，然后回到正常环境中几分钟。这一训练已应用于运动员、哮喘患者和癌症患者等群体。

60 年后，与间歇性缺氧训练有关的研究报告逐渐出现在较为低调的医学期刊上（可惜关于最早实验的详细信息已无从查找）。西方研究人员在这些研究报告的基础上开展了实验。研究人员逐渐形成了一种共识：高度适中的高海拔环境（以及轻度或间歇性缺氧）似乎能够诱导人体进行有益的生化反应。

美国的研究人员在探究海拔与慢性疾病的关系时发现，相较于居住在滨海地区的人，居住在海拔 1 500 米以上地区的人的平均寿命长 3 年。进一步的研究发现，与居住在海边的同龄人相比，居住在高海拔地区的人（尤其是女性）肥胖的概率更小，死于心脏病的概率也小得多。在尼泊尔、印度、阿根廷等地，研究人员同样观察到了肥胖、心脏健康与海拔的相似关联。一次又一次的研究表明，居住在高海拔地区的人似乎健康状况更佳。

在高海拔地区，空气更稀薄，氧分子更少。人体会通过制造更多的红细胞来补偿氧气的减少，同时也通过生成新的血管作为通往心脏的备用路线。不过，在高度较为适中的高海拔地区，受益的并不限于心脏。居住在高海拔地区的人患癌症和中风的风险较低。现在的研究表明，空气稀薄可能有助于抑制食欲、促进新陈代谢，还能增强免疫力，改善情绪、关节炎和肠胃疾病。美国科罗拉多大学安舒茨医学院高海拔研究中心主任罗伯特·罗奇（Robert

Roach）指出，高海拔环境有助于提升脂肪燃烧效率，让思维更清晰、运动耐力更持久。根据最近的研究，部分疾病（如慢性阻塞性肺疾病，全球主要死因之一）在高海拔地区的发病率较低。然而，尽管目前俄罗斯的研究人员在用 IHT 治疗哮喘和慢性肺病方面取得了一些进展，但在通常情况下，高海拔仍然对呼吸系统疾病患者不利。

诸多尚不成熟的理论相继涌现。部分研究人员认为，缺氧（向细胞与组织供应的氧气不足，可能导致致命性疾病）会迫使神经系统采取应对措施，以保护并修复细胞与神经元。

其中的原理尚不明了，但精英运动员们并不急于寻求答案。现在，许多运动员选择在高海拔地区进行训练，旨在提升力量、速度，改善整体表现，以及增加红细胞数量，为在低海拔地区进行的比赛做好充分准备。与此同时，新一代研究人员正致力于研究间歇性缺氧对脊髓损伤、多发性硬化症和中风等疾病的治疗潜力。

在高度较为适中的高海拔地区徒步无疑是体验海拔优势的理想途径。每年，我都会安排一周在山间徒步，海拔区间在 2 000 ~ 3 000 米。这主要源于我对山间景色的钟爱，同时，我认为这里的空气能让我精神焕发，我喜欢"为细胞和神经元充电"这个说法。值得一提的是，研究人员普

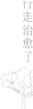
我被行走治愈了

遍认为，在 2 000～3 000 米的海拔区间运动最有利于增强体质，同时能避免过高海拔带来的生理压力。

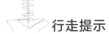 **行走提示**

一开始切勿激进。给自己留下可以逐渐加码、适应的空间，将起点定在比你打算徒步的区域低一些的地方。

出发之前务必确保自身状况良好。如果你不曾在高海拔地区徒步过，并且有健康问题，请事先咨询医生你能不能在高海拔地区徒步。每个人对高海拔的反应都不一样，在高海拔地区徒步对某个人而言或许运动强度适中，对另一个人而言则可能运动强度过大。

保持水分。在高海拔地区，即使你没出汗，水分也会通过呼吸流失，因此要保持饮水。在适应高海拔的过程中不要饮酒，如果你很想饮酒，只在晚上喝一小杯葡萄酒。

多穿几件衣服，因为爬得越高温度越低。选择吸湿性好的面料，避免穿着棉质 T 恤（或其他棉质衣物）。

高海拔地区的天气往往难以预测。随时关注天气预报，必要时带上防水衣物。

高海拔地区的紫外线更强烈，可能对眼睛造成伤害，因此要戴上太阳镜并使用适当的防晒霜。

不要携带不需要的物品。在高海拔地区行走比在低海拔地

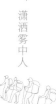

区行走更累，因此要准备好相应的行装，并掌握好节奏。

在进行长距离、高难度的攀登时，请使用"第35周：游牧时光益处多"提及的阿富汗步法。

一定要带上地图，千万别依赖手机，因为在偏远地区可能无法使用手机！

并非每个人都会出现高原反应，但也有少数人在海拔仅2 000米的地方就出现高原反应，所以要了解高原反应的症状：头痛、恶心、头晕、严重气短。一旦出现高原反应，就要立即下山。

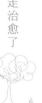

我被行走治愈了

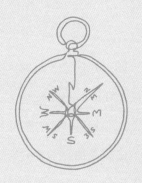

第 **24** 周
带着地图去行走

1924 年 9 月，一个 18 岁 的 女 孩——菲利·皮尔索尔（Phyllis Pearsall）蜷缩在巴黎拉丁区的圣米歇尔桥下，把自己塞在《世界报》（*Le Monde*）的几页旧报纸下面。尽管周围充斥着醉汉与流浪儿，但她没有理会他们，而专注于在脑海中构建地图。她原本是来巴黎找哥哥的，但哥哥失踪了。身无分文、无亲无友的菲利陷入了困境，无处安身。

菲利没有巴黎地图，但她曾经看过一张，并记住了那张地图。她在脑海中勾勒出这个城市的平面图，并在心中反复描绘。凭借这张记忆中的地图，菲利在巴黎找到了前行的方向。她学会了通过闻嗅气味来判断时刻和确定别人一天的饮食：早上吃面包和巧克力煎饼；中午吃鸡肉和煎饼；晚上吃炸鱼、大蒜、羊肉和馅饼。后来，菲利成了全球最杰出的地图制作者之一，创作了首张伦敦 A—Z 地图，并创立了地理学家 A—Z 地图公司（Geographers' A-Z Map Company）。

菲利一直工作到去世，距离 90 岁生日只差 1 个月。她证明了神经学家此后的认识：每一次行走都是大脑成长的机会；最简单的方法就是拿着纸质地图行走。不走常规路线，也不利用手机导航，仅根据纸质地图或脑海中的地图的指引行走，这将增强思维能力。

神经科学研究表明，海马体是大脑中用于定向的区域，在这块区域活跃时，思维能力会不断发展，反之思维能力则会逐渐退化。换言之，海马体是一种"用进废退"的具有定向功能的肌肉。对伦敦出租车司机进行的研究发现，他们对伦敦的街巷了如指掌，因此海马体后部较大。然而，这一优势在卫星导航技术的普及下受到了冲击。航海专家戴维·巴里（David Barrie）表示，过度依赖科技不仅会使大脑的重要区域受到"挤压"，还会使人更容易患阿尔茨海默病。阿尔茨海默病患者的定向能力出了名的差（通常不具备定向能力）：我还清楚地记得我那患阿尔茨海默病的祖母总是出门四处徘徊，无法辨别方向。

人为何会出现此类行为？步行又能如何预防阿尔茨海默病？海马体充当着仓库，储存着你曾经到过的所有地点的记忆。每次探索新地点，你都会生成一段空间记忆，这

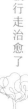

段记忆储存于一系列被称为"位置细胞、网络细胞和边界细胞"的神经元中。关于地点的细节会在脑海中形成一张地图，并储存在海马体中。当你涉足一个新地点，你脑海中的地图会自动重组，生成一张全新的地图。你可以将此视为一个庞大的文件系统，供你随时查找文件。这个文件系统里有你曾居住过的每一栋房子、曾工作过的每个办公室、上学的路线，以及周边的道路、田野和公园。所有信息都被整齐地归档并随时待命。此外，这张地图按照你自己定的规则进行编码，具有个人特色。

脑海中的地图具有很高的价值。这不仅是因为它在空间上为人提供指引，更重要的是，对位置的记忆与人的身份紧密相连。人的自我意识往往源于生活过的地方。人失去对位置的记忆，亦意味着失去了自我的一个重要部分。

此外，据研究人员推测，大脑中负责空间定向的区域可能在其他更抽象的方面，如预测、想象和创造等方面发挥作用。在进行这类活动时，人根据心理意象做出决策。部分研究人员甚至怀疑，这个区域可能还参与"社交导航"，在人际关系中为人们"导航"，而位置细胞受损可能导致整体能力衰退。

现代科技无疑在众多领域中起到了重要的引领作用，然而在"建设大脑"时有时并非如此。因此，建议在旅行

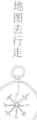

时携带纸质地图（如遇雨天，请携带防水地图）并关闭手机，享受徒步的乐趣。

在根据纸质地图徒步前，要对目的地有一个大致的认识，先不要设定行走的时间。这种徒步既不是要人不知不觉走到迷路（参阅"第41周：信步随芳草，迷途识津渡"），也不是速度竞赛。城市徒步尤为有趣，因为城市中有众多徒步路线，而挑选一条路线便是一种对大脑发起的挑战。出发前，请花大量时间研究地图——需要对方向有一定的概念，对徒步所需时间有所预估，尽量选择无主干道的路线。行进过程中，请特别留意地标，这些关键的"定位器"将助你重新回到路线上，无论你是否随身携带纸质地图。研究发现，较大的地标（如教堂和高大的树木，而非垃圾桶和灌木丛）作用较大。对个人具有特殊意义的地标更容易被铭记于心，比如我的孩子们总能记住面包店和冰激凌店的位置。

借助视觉地标进行空间定位，一般被称为"地标导航"。然而，为了让大脑发挥更大的作用，你需要调动所有感官。研究人员如今认为，人类具备高度发达的嗅觉。在实验中，参与者在被蒙住双眼、四肢着地的情况下能够追踪气味轨迹，而且表现出色。在日常生活中，在走路（以直立而非四肢着地的方式）时，人能够嗅到工厂、加油

我被行走治愈了

站、面包店、树木的气味。同样，人能够利用听觉铭记各处的声音，从而实现定位。地图可以作为定位的参考，地标、气味和声音与人所处的地理位置也可以相互参照。

在乡下，你可能想效仿特里斯坦·古利（Tristan Gooley）在他出色的航海作品中提到的导航方法，利用自然标志来定位和定向。谁曾想到，人们可以根据树梢的朝向改变行进方向，或者依据地衣的分布情况调整行进方向呢？

有孩子陪伴的"地图行走"尤为值得提倡。这不仅因为孩子对探险怀有与生俱来的热爱，也因为当下孩子们的童年充斥着电子屏幕，孩子们具有定向功能的大脑肌肉面临着越来越大的退化风险。无论与何人同行，每个人皆可分享地图并据此定向，以便让所有人受益。

 行走提示

在乡村，你更难利用头脑中的地图定向。可借助指南针或手机的罗盘功能。

在城市里，你可以向着一个心中的目的地出发。然而，在乡下，附近可能并没有明显的地标。你可以选择并沿着有足迹的乡间小道随心而行，而非朝着某个确定的目的地徒步，

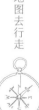

这对训练具有定向功能的大脑肌肉同样有效。

和孩子们一起散步时，毫无疑问，你得让孩子们阅读地图，并准备好跟随他们前行。

无论身处城市还是农村，请尝试不使用地图返回起点。

最重要的是，除非到了绝对必要的时刻，否则你就要克制自己使用手机中的导航应用程序的冲动。

我被行走治愈了

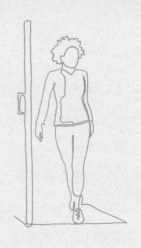

第25周
有目标的行走

著名法国作曲家埃里克·萨蒂（Erik Satie）每天都会从家里出发，步行 10 千米前往工作室。每天结束工作后，他还要从相反的方向再走一次。他的行走路线要穿过几条令人害怕的危险街区，为确保自身安全，萨蒂随身携带一把锤子。他一边迈着快速而果决的步伐前行，一边在脑海里谱写曲子，即便到了需要留意自身安全的地段也不曾停止在脑海里创作。我认为，萨蒂这种轻快且有目标的行走有助于与他严苛的生活习惯平衡，从而促使他创作出独树一帜的音乐。

如今，研究人员将萨蒂的行走称为"功利性行走"，或干脆说它是"有目标的行走"。研究人员一再发现，人类在自我认知过程中需要具备目标感，因为目标赋予生命以意义。众多实证研究揭示了目标的力量——目标让人保持参与感、好奇心，完成目标让人感到满足。通常而言，人只要活着，就要走路。目标感有助于人们加快步伐，鼓励人们像萨蒂一样走得更远、更快。这会让人们感觉更好、更健康。

许多人都喜欢在周日下午散步，乐于驱车前往家附近的小径或公园，与亲朋好友漫步缓行，共度悠闲时光。此类行走方式有诸多益处（参阅"第5周：散步中的呼吸——鼻子也当家""第22周：静静漫步，此时无声胜有声"和"第33周：东城渐觉风光好，边行边绘写心情"）。然而，人们从出发地朝着特定目的地行走，如步行进行上班、回家、赴约等公共卫生专家提及的"附带活动"，对健康而言或许是最有效的运动方式之一。这类活动作为日常生活的一部分，不需要特定的时间或地点（如无须前往健身房"运动"）。有目标的行走，如萨蒂每日的步行，是增加日常步数最简单的方式。

美国俄亥俄州立大学的一项涉及 125 000 名成年人的研究成果显示，相较于仅出于休闲目的而行走的人，那些进行有目标的行走的人走得更快，感到更健康。古尔萨·阿卡尔（Gulsah Akar）副教授解释说，无论行走的持续时间或目的如何，所有类型的行走均能带来更好的感受。"然而，出于实用目的的行走能显著促进健康。"

阿卡尔发现，带着特定目的（如上班、购物或约会）

行走的人步行速度相较于无目的的人更快。此外，阿卡尔还发现，走路上班能让人走得更快，而走得更快可能让人更健康。

放弃开车，更多以步行作为日常出行的方式，不仅会让人走路时更有活力，而且能让人多运动。阿卡尔的研究表明，人直接从家里出发（可视为从家里开始的徒步旅行），走的时间更长，速度也更快，明显更能增进健康。运动学家乔安娜·霍尔认为："从家里出发的有目标的行走（即使时间短暂）绝对有必要——人走在熟悉的路线中总会不自觉地加快步伐。若行走路线的起点就在家门口，人便不容易拖延。"对许多人而言，一方面，这或许是因为他们熟悉周边环境而感到单调；另一方面，这也可能是因为他们的日常生活十分繁忙。

在日常生活中进行有目标的行走并不难。在去约会或参加其他社交活动时，只要活动地点在你能接受的步行范围内，就尽量不开车。切勿将步行时间设定得过于宽松，因为有目标的行走需要你大步流星，而非闲庭信步。

在夜间与午后的漫步皆可变为有目标的行走。摒弃开车出行，从家里出发（在熟悉的路线中总是走得更快），并设定步行时间或在特定时间归家的理由。想看的电视节目的播出时间、手机上的闹钟提醒皆可作为有目标的行走

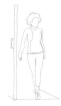

的截止时间。

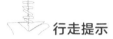 **行走提示**

为了加快步行速度，你可以比平时稍晚一些出发，但要保证到达目的地的时间不变。

在寻找车流过快和污染严重的路线的替代路线时，应尽量选择后街和步行街。可以应用导航应用程序查看路况。

不要让"对附近环境太熟悉"成为开车出行的理由。本书提供的其他方法（如利用嗅觉，参阅"第11周：散步，也把'青梅'嗅"）会让你认为平淡的散步变得乐趣多多。

听有声读物和播客会让原本"实用"的行走变得更具趣味性。若身旁有车流，建议拿掉一只耳机或关闭耳机的降噪功能。

从家门口开始进行有目标的行走，因为单调、熟悉的景物有助于你走得更快。

家门口的路不适宜行走？可以向当地部门提建议，推动修建可步行的道路、增加绿地，或控制污染、降低车速。

在日常生活中进行有目标的行走的方法多种多样，比如计步或参与徒步马拉松。研究表明，不喜欢走路的人若开始计步，通常会走得更远、更久。

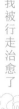

我被行走治愈了

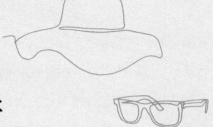

第 **26** 周
趁阳光正好

太阳崇拜的历史已有千年之久。然而，直至一位当时还名不见经传的丹麦科学家——尼尔斯·吕贝里·芬森（Niels Ryberg Finsen）郑重其事地观察起当地的一只猫，人们才开始认识到光是一种有益健康的能量。芬森对日光疗法的兴趣源于他自身所患的一种代谢性疾病，这种疾病最终在他 44 岁那年夺去了他的生命。24 岁那年，作为一名医学生，芬森注意到晒太阳能让他恢复精力。他看到猫被吸引到有阳光的地方后，决定在自己身上进行更深入的实验。实验结果加强了他的信念："阳光对人体具有有益健康的重要影响。"

因其在日光疗法领域的杰出贡献，特别是在治疗天花和寻常狼疮（一种结核病）领域的成功，芬森荣获 1903 年诺贝尔生理学与医学奖。他的成就广为人知，促使全球知名日光疗法专家奥古斯特·罗利尔（Auguste Rollier）博士在瑞士阿尔卑斯山建了36个日光疗法中心（亦称"日光浴诊所""日光浴室"）。在罗利尔的照料下，患者逐渐适应了晒太阳（起初仅在清晨让患者足部晒4分钟太阳），疗效显著。此后，既代表财富亦寓意健康的古铜色皮肤逐渐成为时尚象征也就不足为奇了。《泰晤士报》编辑因此大胆断言："没有阳光的日子，便是生病和死亡之日。"

如今，人们避开阳光，在人造光中度过一天中最美好的时光。由于人们越来越"宅"的生活方式、对防晒霜的过度使用、对皱纹的过度恐惧，以及空气污染水平的不断上升，高达70%的人被认为缺乏阳光照射最著名的副产物——维生素D。如今，研究人员发现阳光的疗效近乎奇迹，认为维生素D只是照射阳光的好处之一。正如芬森所猜测的，人们需要充足的阳光。对生活在北纬地区的人而言，每一束耀眼的阳光都很有意义。

维生素D非常重要。当阳光中的紫外线照射到皮肤上时，维生素D就会产生，然后到达肝脏和肾脏，最后变成一种叫作"25-羟基维生素D"的激素。25-羟基维生素D的作用可以持续2~3周，而身体需要持续照射阳光来保持血液中25-羟基维生素D水平的稳定。专家建议人们根据自身的皮肤类型和大气中的紫外线指数，每天晒面部、颈部和手臂5~30分钟。

在 2020～2023 年，研究人员逐渐发现，人生病后恢复不佳与体内维生素 D 水平低相关，且先天性免疫系统在恢复过程中起着重要作用。这让维生素 D 的重要性愈发凸显。科学界现在认为，人类存在两种免疫系统：先天性的和获得性的。接触到病原体后，获得性免疫系统随之发展，驱动人体生成抗体（亦为疫苗发挥作用的机制）。而先天性免疫系统则是人体内部较早建立起的防御系统，助力人体应对日常接触的细菌、过敏原等。先天性免疫系统负责抵御众多病毒，其与维生素 D 的关联表明，保持血液中 25- 羟基维生素 D 的水平或许是抵御冬季流感病毒、普通感冒病毒等病毒的关键。这一观点得到了众多研究的支持。

然而，使人体生成维生素 D 并非照射阳光的唯一益处。这也解释了为何补充维生素 D 对治疗某些疾病不总是奏效。科学界近期发现，心脏病、高血压、骨质疏松症、某些癌症、抑郁症、阿尔茨海默病和多种自身免疫性疾病与维生素 D 缺乏无关，而与阳光照射不足有关。瑞典一项针对 30 000 名女性的持续 20 年的研究发现，缺乏阳光照射的女性死亡率比其他女性高得多。研究人员称缺乏阳光照射与吸烟一样会对健康构成威胁，呼吁进一步考量并充分评估阳光照射对人体健康的影响。

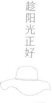

第26周 趁阳光正好

那么，照射阳光可否成为人类长期探寻的"长生不老之药"呢？研究人员认为，阳光中的光子能够激活皮肤内的一氧化氮，并将其输送至循环系统中，进而激活 T 细胞。T 细胞作为免疫系统的重要组成部分，有时被称为"防御细胞"。皮肤含有大量 T 细胞，是血液循环中 T 细胞数量的 2 倍。阳光中的蓝光不仅能抵达皮肤表皮层，还可渗透至下方（真皮层），从而迅速激活潜藏于此的众多 T 细胞。美国乔治城大学医学中心的研究员杰拉德·埃亨（Gerard Ahern）解释道："阳光通过促进关键免疫细胞运动，直接激活它们。"

此外，阳光还在调节昼夜节律和分泌褪黑素方面具有关键作用，助力人们醒来与入睡（这一过程与维生素 D 的生成无关）。因此，刻意规避阳光照射而依赖补充剂或许并非明智之举。

阳光与维生素 D 剪不断理还乱的关系，至今仍然备受争议。对人们究竟需要照射多少阳光抑或摄入多少维生素 D 的问题，研究人员众说纷纭。一些人认为，大量补充维生素 D 可能破坏人体肠道菌群的平衡；诸多肿瘤学家和皮肤科医生坚称，人们应该尽量避免阳光照射，仅依赖补充剂。

这听起来很复杂，但答案其实很简单：每当阳光照耀

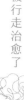

时，你就可以卷起袖子外出漫步，无须涂抹防晒霜。在我自己的实验中，在 6 个月内，我小心翼翼地在阳光下行走，这让我的一种自身免疫性疾病得到了缓解，并在整个冬季未曾咳嗽或感冒。

最后我要引用英国外科医生和日光疗法治疗师亨利·戈万（Henry Gauvain）说过的一句话："阳光就像一杯上好的香槟，它让人精神振奋；如果放纵过度，它就会让人中毒。"

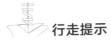 **行走提示**

在小路或街道向阳的一面行走。尽可能在滨水地带行走（水面的反射光能够提供额外的紫外线）。

若时间紧迫，可以选择在紫外线最强烈的中午去户外活动。

依据个人皮肤类型、所处环境和昼夜时辰，请在晒太阳10 ~ 30 分钟的时候采取遮护措施，以防止皮肤灼伤。建议在手机或手表上设置一个定时提醒。计时器响起时，请立即用衣物、遮阳棚和涂抹防晒霜等方式进行遮护。

抓住秋天里每一次在阳光下散步的机会，让你的身体做好准备，以应对冬季免疫力下降和冬季阳光不足的情况。

应尽量避免在污染严重的地区进行户外活动。对印度儿童、中东年轻女性和比利时绝经期女性进行的研究显示，较严重的大气污染"显著"降低了紫外线的强度，增加了缺乏维生素 D 的风险。

了解在早晨晒太阳对设定昼夜节律和改善夜间睡眠的好处（参阅"第 10 周：莫道君行早，更有早行人"）。

担心在阳光下不涂防晒霜会伤害皮肤？你可以逐步适应日晒，渐进式地增强皮肤对阳光的承受能力。如有疑虑，请咨询皮肤科医生，避免晒伤皮肤。或者，你也可以选购一种矿物质防晒霜，它能有效抵御部分紫外线，同时不会影响人产生维生素 D 和激活一氧化氮。

阳光太盛，不便抬头？戴宽檐帽有助于保证视野开阔，保持步行时的身体平衡。

为何你在阳光明媚的日子里倍感愉悦？事实上，照射阳光还能促进人体产生使心情愉悦的激素——血清素。《柳叶刀》（*The Lancet*）杂志中的一项研究成果显示，环境光线越充足，血清素水平越高。

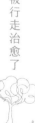

我被行走治愈了

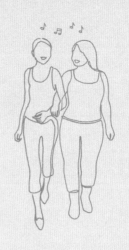

第 **27** 周

云天渺茫，
踏歌而行

1854 年，一个阴雨绵绵的秋日早晨，作家、徒步爱好者乔治·博罗（George Borrow）前往攀登威尔士最高的山峰——斯诺登山。他身着一贯的黑色西装，腋下夹着一把伞，与继女亨丽埃塔（Henrietta）手挽着手，高唱威尔士民歌，一路结伴而行，直至山顶。博罗这么做的原因在于，他担心亨丽埃塔作为女性，可能难以完成如此艰辛的徒步旅程。同时，他也忧虑亨丽埃塔可能感到害怕。博罗认为，继女需要通过唱歌来振作精神，以便克服疲倦和恐惧。

凭借直觉，博罗先生领悟到了研究人员通过情绪量表、压力量表、血液测试、唾液测试和脑部扫描所证实的一项事实：唱歌具有凝聚人心、增强信心和增添活力的作用。

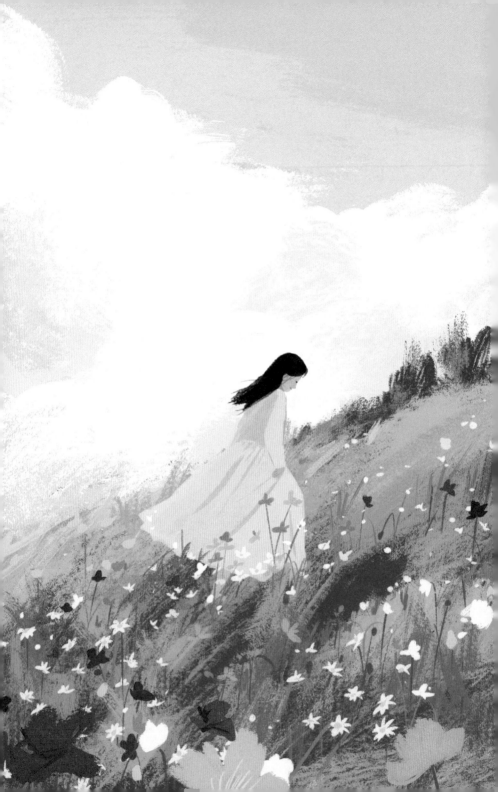

纵观历史，很多人都使用过边走边唱这一招——行进中的士兵、徒步旅行的学童、持有异议的抗议者、精疲力竭的家人……我们家在奥地利阿尔卑斯山进行的首次家庭徒步旅行中，就充分利用了这一策略。随着山坡愈发陡峭，我们的歌声愈发高亢。如同博罗先生和亨丽埃塔一般，我们在"创纪录"的时间内登上了山顶。

唱歌于登山有何助益？先说生理益处，这是有据可查的。唱歌可以减轻疼痛。医生认为，当人开唱之际，身体会释放一系列神经递质，其中包括天然镇痛剂——内啡肽。

唱歌能够增强肺部功能，增强呼吸肌的力量，提升呼吸效率，研究人员称之为"呼吸优化"。这正是人在行走时所需要的，尤其是当人边行走边唱歌的时候。人在扩张肺部唱歌时，会不由自主地改善身体姿势，并在呼气过程中减轻肌肉的紧张程度。唱歌是一种有氧运动，与行走相似，能将氧气输送到血液中，让人精神焕发。

唱歌还能增强人的免疫力。诸多研究表明，在唱歌时，一种叫作"免疫球蛋白 A"的蛋白质水平会升高。对你、我，任何喜欢唱歌的人而言都是如此。

1935 年，作家凯瑟琳·特里维廉（Katharine Trevelyan）在独自徒步穿越加拿大时，用歌声来安抚自己。唾液测试已经证明，唱歌可以降低皮质醇水平，让人

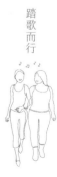

放松。皮质醇是一种使人做出或战或逃反应的激素，过多会导致压力大、抑郁、失眠和心脏病等问题。

唱歌对心理健康的影响同样证据确凿。对癌症患者及其家人、精神病患者、阿尔茨海默病患者、孕妇、护理人员、学生等群体进行的多项研究均证实，唱歌能产生内啡肽，让人感到更快乐。很多研究还以唱诗班为对象，一项对比独唱与合唱益处的研究发现，两者之间并无明显差异。事实上，歌唱者无论身处何地、与何人相伴，只要唱歌，就能产生令人感到愉悦的内啡肽。正如一位研究人员在研究报告中所述，无论是合唱还是独唱，人在唱歌之后的幸福感都能提升，忧虑和悲伤则能减轻。

当然，和其他人一同唱歌还有额外的益处。它引领你走出自我，鼓励你与同伴协同把握节奏、旋律与歌词。你的关注点立刻从自身转向他人，进而意识到自己是团队的一员。研究人员认为，这种转变能促进另一种激素——催产素（亦被称为"友谊、共情或凝聚力激素）——的分泌。当大脑充满催产素时，你将体验到神经学家丹尼尔·莱维廷［《我们为什么爱音乐》（*This Is Your Brain on Music*）的作者］所描述的感受，即与合唱伙伴产生真挚联结、真诚信任彼此和感到幸福快乐。

针对脑卒中幸存者和帕金森病患者的研究发现，边走

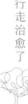

我被行走治愈了

边唱也有助于疾病康复。这两类患者往往面临严重的行走问题，如步幅短小、平衡困难、步态不稳、行动迟缓等，导致许多患者进行短距离行走时依赖手杖。韩国一项针对19～78 岁中风幸存者的实验成果引人注目。该实验要求参与者在行走时唱一首童谣（选择该歌曲类型的原因在于其每分钟 90～120 拍的节奏符合理想的每分钟步数）。在 30 分钟内，参与者的步伐变得更均衡，步幅增大，速度加快。针对帕金森病患者的研究成果同样显示，唱歌行走相较于其他干预措施能带来更显著的改善效果。这是因为大脑中负责控制运动的区域同样具有保持稳定节奏的能力。

那么，是什么阻碍了人边走边唱呢？莱维廷将矛头指向了大脑中的一个抑制回路。当人做出笨拙的行为时，这个回路会让人产生一种压抑性的自我意识，从而不断地推动人做出"适当"的行为。这个回路受酒精影响，可以解释为什么几杯酒下肚就能让人感到开心快乐、无拘无束。

因此，在散步时，你不妨随身携带一个小酒瓶，借此机会小酌一番，让酒精减轻"社交礼仪"带来的压力。你也可以与同伴合唱（孩子们尤其会倍感欢欣）或摒弃烦恼，独自放声高歌，这些举动将增强你的免疫力，振奋精神，让步伐更自信，与同伴更亲密，还能放大登上山巅的喜悦。没有学过唱歌不应成为沉默的借口。音乐学家认为，大多数人均具备把握曲调的能力，尤其是在众人合唱之时。

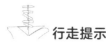 **行走提示**

选取一首众人皆知或短时间内即可学会的歌曲。只要节奏适宜，任何欢快的歌曲均可。

如果歌词合适，那就更好了，比方我喜欢的民歌《她绕山而来》（*She'll Be Coming Round the Mountain*）。

如果要尽情歌唱，就别指望能看到野生动物了。

响亮的曲调可以赶走蛇、熊和其他的不速之客。

要留意其他步行者的反应，有些人可能不希望被打扰。

第 **28** 周
携篮漫步野趣多

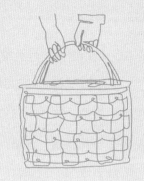

约在 1858 年，烹饪书籍作家伊莎贝拉·比顿
（Isabella Beeton）在她第一个孩子去世之后、第二
个孩子出生之前的某个时间写下了一份野餐菜单，包括：1
块烤牛肉、1 块煮牛肉、2 块羊肋排、2 块羊肩肉、4 只烤
鸡、2 只烤鸭、1 根火腿。1 个牛舌、2 个小牛肉火腿派、
2 个鸽子派、6 只中等大小龙虾、1 个小牛头、18 根莴苣、
6 盒沙拉、6 根黄瓜……2 打水果卷、4 打奶酪蛋糕、2 个
冷柜布丁（搁模具内）、1 个大号冷圣诞布丁、几篮新鲜
水果……

这还是在她写到面包、蛋糕、奶酪、黄油（约 3 千克）
和饮料之前！

将这些物品（当然还有比顿夫人认为不可或缺的餐巾
和垫布）搬运至一处偏远的野餐地点（之后还要清理回收
骨头、剩菜、餐具），对任何徒步旅行者来说，都是对肌

肉力量和耐力的巨大考验。

搬运（有时被称为"负重行走"）是人类祖先无比熟悉的事情，这件事日复一日，经常进行。搬运时，人的肌肉会等长收缩，这是一种与肱二头肌弯曲完全不同的肌肉的静态收缩。例如，当你拿着野餐篮行走时，手臂、肩膀和核心部位的肌肉会收缩并保持该状态，直至你放下篮子。这种方式会在不影响关节状态的同时（因为关节几乎没有发生转动），增强你的肌肉力量。

肌肉收缩分为三种形式：向心收缩，如举重时肌肉收缩；离心收缩，如放下重物时肌肉变长；等长收缩，如肌肉长时间保持某种状态。这三种收缩方式协同维持、稳定四肢的活动。然而，等长运动在保持肌肉力量、耐力和灵活性方面的效果尤为出色。如今，很少有人经常参与涉及肌肉等长收缩的活动。近期研究发现，等长运动能够锻炼95%的肌肉，而离心收缩和向心收缩仅能锻炼88%~90%的肌肉。一些研究人员认为，等长运动在增强力量方面相较于举重和负重训练更具优势，后两者主要侧重于向心收缩和离心收缩。

等长运动通常用于康复项目，其主要特点是在保持关节不承受额外压力的同时锻炼肌肉，以达到重建肌群或维护肌群的目的。热衷于瑜伽、越野滑雪、攀岩和芭蕾等运动的人进行等长运动具有显著优势，这些运动皆需借助强壮的肌肉来维持特定姿势。

搬运比举起哑铃复杂得多。身体每走一步都需要保持稳定和平衡，大脑则需计算并调整以最佳姿势移动形状不规则的物体。当你搬运"比顿夫人式"的野餐时，手臂、肩膀和核心肌群的力量均能得到充分增强。

1810年7月8日，随笔作家艾伦·维顿（Ellen Weeton）及协助她搬运野餐的四个人，踏上了前往费尔菲尔德瀑布的巅峰之旅。他们沿着蜿蜒曲折的小径前行了八九千米。随身携带的美食包括小牛肉、火腿、鸡肉、醋栗派、面包、奶酪、黄油、熏羊腿、葡萄酒、波特酒、朗姆酒、白兰地、苦味酒等。在穿越了覆盖着苔藓和岩石的地带后，他们终于抵达了目的地。此次行程"有人说有12~16千米，也有人表示有19千米"。在这段艰苦的旅程中，他们负重前行，相当多的路段都是在"岩石、山间石南和苔藓"上艰难地"爬"过去的。这一过程需要肌肉长时间收缩，既增强了肌肉力量和耐力，又增强了平衡能力。

在过去，走路时背着东西是很正常的。人们经常背着一筐又一筐的农产品、一桶又一桶的水、小孩、箱子、帆布和皮革制成的背包（带着沉重的黄铜扣），这样就不需要用手提物品了。1914 年，作家玛丽·韦伯（Mary Webb）和丈夫每周六都会徒步 16 千米，抱着满满一大堆菜园里的农产品到当地市场去卖。73 岁的商人威廉·赫顿（William Hutton）每天带着一桶水、一把伞、地图、笔记本、笔和墨水瓶走 45 千米——他认为这些物品很轻，但它们很可能重达好几千克。

这并非说每个人都需要带着丰盛的野餐往返于家和山林。实际上，人的肌肉不仅能举起和放下物体，还能持续承载物体的重量。若不如此运用肌肉，肌肉便会逐渐萎缩，最终可能导致肌肉减少症，以至于人无法自如地从椅子上起身。实际上，部分体能教练认为，负重训练是增强肌肉力量最有效的手段。当然，他们所考虑的是使用沙袋而非挎着野餐篮——你无须吹毛求疵。

野餐曾是我的孩子们小时候最喜欢的娱乐活动。他们原本觉得徒步旅行颇为单调，但因为带上了食物，徒步旅行最终演变成了一场野餐探险，整趟旅程也变得颇具冒险意味——无论天气如何，在户外吃食物都有美妙的滋味，实难描绘其万一。雨中的灌木丛下、昆虫繁多的森林里、城市公园里、夏天和冬天，都留下了人们野餐的记忆。我们野餐所带的食物或许达不到比顿太太的标准，但胜在重量相对较轻。

与其在健身房"撸铁"，不如邀三五好友一同漫步，然后聚在一起野餐。你不仅能够获得品尝美食带来的愉悦，还可以感受到自身肌肉力量不断增强带来的自信。

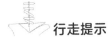 **行走提示**

仅带上轻便的物品。

在搬运物品或挎着野餐篮时，请将物品紧贴腰部，并用双臂平衡重量，从而让重量均匀分布。这种方式有时亦被称为"沙袋搬运"或"熊抱式搬运"。此外，你还可以选择双手各持一件物品，或者采用"提箱式搬运"（如同提着老式箱子，适时换手）。

当你拿起（或放下）物品的时候，先弯腿，而非先弯腰。

转身时，腿部先转动，而非躯干。

保持脊柱挺直，用核心肌肉的力量保护背部。

无须忧虑单手携带物品。科学研究表明，仅使用一只手臂承担负荷时，大脑会向未承担负荷的手臂发送信号，促使肌肉保持活力……这是一种替代性运动，彰显了人体生理机制的奇妙之处。

进行长时间的徒步旅行怎么办？可将野餐用品背在身上（参阅"第36周：背包一何重，云山千万里"），此举将解放你的双手，方便活动。

倘若你计划于夜间、雨天或风大之时体验徒步野餐，请务必做好相应准备。在夜间，你需要保温、简便的设备；在雨天，你需要简易、快捷的防雨装备；在风大之时，温暖厚重的装备将带给你舒适的体验。

　　最好的野餐往往得有一些令人惊喜的意外。摒弃传统的三明治和薯条，在网络上搜索或阅读野餐书籍，以获取更多食物灵感。

　　有一种野餐徒步的替代方案——尽管趣味性略逊一筹，那就是在行走过程中使用阻力带。哈佛大学健身顾问米歇尔·斯坦顿建议行走时在身体前方或上方拉拉手环，以运动胸部、手臂或肩部肌肉。此外，你也可以将阻力带环绕在上半身，行走时向前推动手臂以运动相关肌肉。

我被行走治愈了

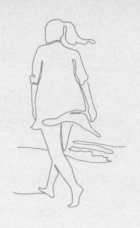

第 **29** 周
赤足更逍遥

约100年前，在小部分注重健康的英国人中，赤足行走是一种流行的运动。英国"赤足联盟"（Barefoot League）的创始人詹姆斯·贝恩（James Bain）认为："在人踏足的地球表面，每一个角落都对身体健康具有独特的作用。"贝恩认为人的脚吸收了土地的美好，可以让大地的营养直接进入血液。尽管他的赤足行走始于英国的乡村，但是贝恩也坚持在伦敦和爱丁堡的人行道上赤足行走。他无法舍弃赤足所带来的那种令人振奋的自由感，他变得"容光焕发，活力四射"。

在布莱顿的一所暑期学校，贝恩向年轻男女分享了赤足行走的益处，每日带领他们从学校赤足漫步至海滩，全程3千米。他对成效颇为满意："很快，他们的身体得以借助最具活力的激活因子充分'充电'……目睹此景的人很快便能见证健康之美所带来的神奇变化。"

越来越多的证据表明，贝恩的观点不无道理。进化生物学家丹尼尔·利伯曼（Daniel Lieberman）在对步法的研究中发现，穿着有缓冲垫的鞋子会使人踩得更重，给膝关节带来巨大的额外压力。他说："穿软垫鞋行走时，足部受到的压力约是赤足时的 3 倍。"利伯曼认为，这种额外的压力可以解释为什么在过去的 70 年里，膝关节炎的发病率翻了一番——正是在这 70 年里，技术的进步给人们带来了缓冲鞋垫。他补充说，穿着有缓冲垫的鞋子可能影响人体平衡，使人随着年龄的增长容易摔倒。

利伯曼并非唯一有此担忧之人。2007 年的一项研究将现代人的足部骨骼与 2000 年前的骨骼进行了比较，研究人员发现古代人类的足部骨骼形状更好，足部也更健康。后来，研究人员发现，赤足行走可以改善膝关节炎，缓解背痛，并改善步态。

近期，人们关注的焦点扩展到了脚趾弹簧，即大多数运动鞋脚趾部位向上弯曲的部分。一份研究报告指出，虽然脚趾弹簧提升了行走的轻松感和舒适度，但也弱化了足部功能，使人容易受到足底筋膜炎等足部疼痛的影响。作者指出，"由于足部不完全适应现代的鞋子，现代运动鞋的足弓支撑、缓冲和其他支撑功能在提升舒适度的同时减少了足部肌肉本该承担的工作，所以足部肌肉变得薄弱，不

我被行走治愈了

能适应现代的鞋子。这是一种进化上的不匹配"。

显然，人们的足部——包含 26 块骨头、33 个关节和 19 块肌肉——它并未如人们那样，对现代鞋子的奢华与舒适予以充分的理解和欣赏。

人们赤足行走时的走路方式和穿着鞋子时的不同——赤足行走时落地更轻，脚跟撞击地面更轻，体重分布更均匀。研究表明，赤足时人们走得更慢，步幅更小，走了更多的步子。更有趣的是，人们"打开"了自己的身体，感受到了一系列穿着厚底鞋或超缓冲运动鞋时无法体验到的感觉。足部的神经末梢数量几乎是阴茎的 2 倍，足部是人体中触觉和感觉最灵敏的部位之一。对我而言，赤足行走的触感和其他感觉刺激是巨大的"快乐源泉"。沙滩的柔软、带露珠的草地的湿润、修剪过的草皮带来的刺麻感、潮湿的苔藓的湿滑、被阳光晒过的石头的温暖干燥，以及无数其他的感觉，都可以用来清楚地说明为什么詹姆斯·贝恩赤足行走结束后容光焕发。

赤足改变了人们行走的体验。人们在赤足行走时不仅步态不同，奇妙的是，人们还能重新感知脚下的世界，仿佛脚下有一个全新的宇宙。这是全方位的行走方式，是洋溢着快乐的行走。

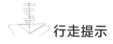 **行走提示**

　　沙滩、绿草如茵的山坡都是赤足行走的绝佳地点。

　　在城市里，公园往往是理想的选择，有着整洁的环境。除此之外，在家中及社区花园中漫步亦可。

　　寻找当地的赤足公园或赤足小径。德国是赤足行走者的"精神家园"，有几十条赤足行走路线，而巴西的拉克伊斯·马拉赫塞斯国家公园是赤足跋涉多日的理想之地。

　　穿着极简或遵循极简主义理念设计的鞋子——鞋底更薄、缓冲更少、脚趾处更宽——是一个完美的折中方案：既能保护鞋子，又能保护足部（这种鞋子没有现代运动鞋的缓冲鞋垫、足弓支撑和脚趾弹簧）。研究表明，穿着这种类型的鞋子可以增强足弓和其他足部部位的力量，就像在赤足行走一样。

　　经常赤足行走会使足部变宽。这意味着鞋柜里的鞋子可能不再合脚，对此你要有准备！

　　担心僵硬及长满茧子的脚底会减弱足部敏感性？实则不然。研究表明，尽管皮肤变得厚实，但是习惯赤足行走的人的足部敏感性不会减弱。

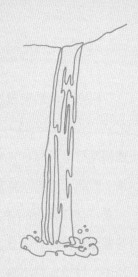

第30周

飞流溅石落，
离子相伴行

1802 年春天，诗人塞缪尔·泰勒·柯勒律治（Samuel Taylor Coleridge）陷入了一生中最黑暗的低谷。柯勒律治熟悉绝望的感受，熟悉它那凄凉的角落和无望的死胡同。然而，他也深知，在适宜的环境下，他有能力走出"晦暗与昏沉"，走出"令人迷茫的耻辱，以及主宰众生的痛苦"。

作为一名资深的徒步爱好者，柯勒律治从 1802 年春天起开始了一系列越来越长的徒步旅行。在 18 个月里，他但凡得闲便踏上徒步之旅：穿越曲折的山脉，跋涉泥泞的森林，沿着湍急的溪流，独自游览大自然里的各种美景。他在阳光璀璨的日子里漫步，同样也在大雨滂沱之际热情地行走，甚至在刺骨的雨夹雪中依然勇往直前。

柯勒律治最突出的地方在于，他徒步穿越于各种瀑布之间。作家罗伯特·麦克法兰（Robert Macfarlane）在描述柯勒律治对瀑布突然产生的迷恋时说："如果说（柯勒律治）有什么目的，那么似乎是将他所处地域的瀑布'串联'起来。"柯勒律治经常在"暴雨"中徜徉于瀑布之间，他将这些瀑布称为"大水坡"，并梦想着绘制一幅自己的瀑布地图。在他备感黑暗、动荡的这一段人生岁月里，穿行于各种瀑布是所有漫步中最能慰藉他的心灵，也最鼓舞他志气的。

针对瀑布行走的治愈功效，研究人员现在提出了一种可能的解释：空气中的负离子让人备感轻松。当水面受到击打，水滴破裂时，水面附近的空气分子会随之分裂，并与水分子混合，此过程发生了电离，从而生成了空气离子。空气离子可以是带正电荷的正离子（即阳离子，通常对人类不那么有利），也可以是带负电荷的负离子（通常对人类有利），这取决于是电子还是质子占主导地位。正离子质量较大，通常会落至地面，而负离子体积小而质量轻，可以悬浮在空气中。

在瀑布附近，电离的过程得以放大。瀑布中翻滚水流的巨大力量以独特方式使水滴破裂，进而生成了大量的纳米微粒。这些纳米微粒在空气中悬浮，丰沛满溢而景象迷蒙。约 1 世纪前，研究人员首次注意到瀑布周围空气异常，现将这种现象称为"瀑布效应"。

在一项为期 2 年的研究中，一组奥地利的研究人员对五个独立瀑布的负离子浓度进行了反复测量。他们发现，瀑布周围空气中的负离子浓度通常高达每立方厘米数万个，这一惊人、丰沛的浓度要比正常室外空气的负离子浓度高 120 倍。

但是，在瀑布附近行走真的能改善情绪和健康状况吗？早期研究表明，哮喘儿童每天花 1 小时在瀑布附近玩耍，可以减轻症状、强健肺部、增强免疫力、减轻炎症。但这些是否适用于健康的成年人呢？

为了进行更全面的研究，另一组奥地利的研究人员招募了 90 名压力较大的护理人员，并将他们分成三组。第一组每天在瀑布附近待 1 小时，作为其徒步旅行路线的一部分。第二组每天避开瀑布进行徒步。第三组（对照组）不徒步，继续其正常生活。一周后，两组徒步人群的心率均有所降低，压力也大幅减轻。但是，一系列的测试显示，第一组几乎每一个方面的心理困扰都显著减轻，肺活量明显增加，以及一种名为"分泌型免疫球蛋白 A"的蛋白质水平大幅上升了。这种蛋白质分布于鼻孔、肠道和口腔黏膜，是免疫系统中至关重要的第一道防线的组成成分之一，

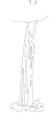

可以保护人们免受从冠状病毒到空气污染物等数 10 种病原体和毒素的侵害。令研究人员惊讶的是，8 周后，第一组继续表现出免疫力的增强，分泌型免疫球蛋白 A 的水平也有所提升。

他们的研究结果呼应了早期研究人员在小鼠和大鼠实验中的发现。这些实验表明，水产生的负离子能够增强啮齿动物的免疫力。这促使奥地利的研究人员开始探讨瀑布周围丰富的负离子能否穿透人体的皮肤和黏膜（如鼻腔和口腔），进而影响人体的菌群，形成一种"被瀑布效应改变的菌群"。这种改变可能解释了实验参与者免疫力为什么会增强。

瀑布微生物环境——大自然中的微生物与植物杀菌素混合，在"负离子雾"中扩散，是否具有疗愈身心之奇效？此问题尚无定论。然而，柯勒律治已觅得答案：（他在瀑布周围时）忧郁得以消解，进而领略到了"一种奇妙的愉悦，引领着灵魂前行"。伊娃·塞尔胡布与艾伦·洛根在《你的大脑如何看待自然》一书中对以下观念进行了阐述和实证分析：接触负离子有助于增进健康，增强认知能力，延长寿命，同时让人更放松，减轻抑郁、压力与焦虑。

在 2020 ~ 2023 年，相关科研工作加速推进。研究发现，空气中的负离子具有使冠状病毒失活的能力。在美国俄克拉荷马大学的实验中，研究人员采用负离子发生器（而非瀑布）制造负离子，观察到负离子附着在冠状病毒尖端带正电的蛋白质上，从而有效中和了病毒。此外，负离子发生器在对季节性抑郁症患者进行的临床试验中也表现良好：每天使用 30 分钟负离子发生器显著改善了患者的心情。

负离子的存在依赖于微妙而复杂的条件和因素，对它们的研究仍在不断深入。然而，这一事实毋庸置疑：室内空气中的负离子含量最低。因此，走出健身房，迈向户外吧。需要注意的是，在不同地点，负离子并非仅数量不同，它们的"寿命"也各不相同。城市中的负离子仅能存留数秒，而森林、海洋和瀑布处负离子的"寿命"则可达 20 分钟。

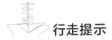 **行走提示**

奥地利的研究人员指出，负离子浓度存在波动，其高低取决于水流的强度或水面所受的压力——在春季融雪或大规模降雨期间，负离子浓度会达到峰值。像柯勒律治所做的那样，在瀑布附近至少待 30 分钟，亲身感受剧烈撞击的水滴，沉浸于飞瀑溅石那狂放的音乐和令人振奋的负离子氛围吧。

研究表明，山区空气中的负离子浓度普遍较高。建议在山区寻找瀑布。

春日的清晨迷雾缭绕，正宜踏足森林。森林空气中的负离子浓度之高颇为惊人，甚至可以达到开阔地带的 2 倍。尤其在树叶生长旺盛之际或雾气弥漫之时，空气中满满都是负离子，环境宜人。

户外游泳盛宴中飞溅的水花会营造出瀑布般的微生物环境。探寻一条通往游泳胜地的徒步路线吧。

海浪于海岸线上剧烈涌动，让沿岸空气富含负离子。（在确保安全的前提下）可以在海边走一走，勇敢地直面翻滚的海浪。

湍急的河流附近也有大量负离子（参阅"第 17 周：河畔的翠柏，柔波旁的行走"）。

城市中的负离子通常存续寿命较短。寻找流动的喷泉、水景或河流吧。

降雨时负离子会增多。雨越大，负离子数量就越多，但是过一段时间就会趋于平稳。所以下倾盆大雨时宜行走——无论你身在何处（参阅"第 12 周：雨中漫步"）。

空气中的负离子浓度通常在午夜至清晨、上午 7～11 点较高，中午下降，晚上逐渐升高。因此，在清晨和晚上散步（见"第 10 周：莫道君行早，更有早行人""第 46 周：夜幕下漫步""第 42 周：饭后百步走"）会最大限度地吸入负离子。

空气中的负离子四季皆有，但有研究表明，它们在夏季和

我被行走治愈了

春季的浓度较高，且在清新空气中的滞留时间较长。

气象条件对负离子的分布与浓度具有显著影响。在持续晴朗的日子里，负离子数量减少；在风力作用下和暴风雨天气中，负离子浓度有所上升。此外，在湿润环境中，负离子趋于四处飘散；在城市雾气中，它们会悄然消散。建议在风力较大的日子进行户外散步（参阅"第9周：风中漫步"）。

紫外线照射也会产生负离子（见"第26周：趁阳光正好"）。当大量带电荷的离子结合在一起，使空气中充满电之际，雷暴也会产生负离子。

第30周 飞流溅石落，离子相伴行

161

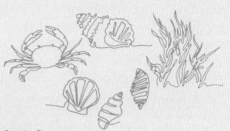

第**31**周

烟水苍茫海波平，
海边漫步随波行

在《白鲸》（*Moby-Dick*）一书的起始，讲述者以实玛利阐释了海洋是如何影响他的思绪与心灵的（故事发生在1851年）。他说："我于是想，不如去当一阵子水手，好见识见识那水的世界。这对于去除我的心火，调节血脉流通，未尝不是个办法。每当我发现自己绷紧了嘴角；每当我的心情有如潮湿阴雨的十一月天气；每当我发现自己不由自主地在棺材铺门前驻足流连，遇上一队送葬的行列必尾随其后……我便心里有数：事不宜迟，还是赶紧出海为妙。"

作者赫尔曼·梅尔维尔（Herman Melville）深知大海能改善情绪，在某种程度上，海洋具有疗愈的功效。162年之后，海洋生物学家卡勒姆·罗伯茨（Callum Roberts）

对梅尔维尔的话回应道："海洋与人类有着深厚的情感联系。海洋鼓舞我们，让我们充满快乐，让我们心神宁静……我们与海洋的关系可以追溯到很久以前……一直到生命的起源。我们本身就是海洋生物。"

历经 6 年时间，研究人员才收集到足够充分的数据，证实了众所皆知的一个观点。2019 年，一篇关于在海边生活对健康的影响的研究报告问世，这是迄今为止在相关课题领域内最详尽的研究报告之一。通过分析近 2.6 万人的数据，研究人员得出结论：相较于内陆居住者，英格兰海岸线附近 1 千米范围内居民的幸福感更高，心理健康状况亦相对较好。这一现象在低收入家庭群体中尤为显著。

多项研究表明，梅尔维尔笔下的以实玛利说出了一个在当今具有普遍意义的观点。新西兰的一项研究发现，人们看海的时间越久，就越放松、越平静、越能恢复活力。在改善心情和增强幸福感方面，海洋的影响力超越了其他事物，包括青草和树木等绿植。2016 年，英国埃克塞特大学的一项研究指出，居住在沿海地区的人"通常比内陆地区的人更健康、更快乐"。此外，一项针对爱尔兰老年人的研究也证实了这一观点，该项研究发现，能够观赏到海景的爱尔兰人抑郁程度比较低。

是什么让人对大海产生了非常美好的感受呢？根据道格拉斯·肯里克（Douglas Kenrick）教授的观点，长时间接受过度刺激和过度思考会导致大脑"超负荷运转"，这种压力会让人变得虚弱。为了恢复元气、重新"充电"，大脑亟需一段休息时间——肯里克称之为"自然恢复期"。人身处既有新鲜感、可预测性又高的环境，能更有效地实现专注与放松的平衡。你可以这样理解"既有新鲜感、可预测性又高"：环境"规律"而不单调，熟悉又不失趣味，如同我在"第17周"提到的河畔漫步。海边或许是这种不单调之规律性的典范：本质上保持不变，又不时呈现泛着浮沫的波浪、俯冲捉鱼的海鸟、粼粼的波光。

部分人认为，海边的潮起潮落或许揭示了其具有强大情绪调节作用的奥秘：海洋持续的运动模式能刺激大脑，让其摆脱思维的旋涡。

当然，亦有其他解释。天性论认为，人接近水源与食物来源时，会自然地感到轻松，仿佛大脑承载着缺水与饥饿的古老分子记忆。

部分研究人员认为，贝类与油性鱼类所含的 ω-3 脂肪酸在人类的大脑发育过程中起到了至关重要的作用。回归海洋环境是一种与生俱来、难以言表的认知，吸引着人类，

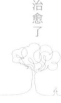

仿佛人类意识到海洋生物是必需营养素的来源，而海洋是生命的摇篮。

有一种观点认为，摄入海水中的一些微生物能够增强人体的免疫力。因此，在寻求补充有益菌的过程中，人们产生了一种下意识的、生理上的对海洋的向往。

研究人员进一步研究了海洋的一些特性，认为海浪的声音对人体具有显著的恢复作用，聆听浪涛声能激发好奇心，集中大脑的注意力，而贝壳与海浪的分形图则有助于安抚疲惫的身心。

是否需要最新的科学研究来激发人们对海滨漫步的热爱呢？在 19 世纪，海洋疗法风靡一时；在当今时代，每年有数以百万计的人纷纷涌向海边度假，文学作品中也包含很多关于海洋的故事，全球超过三分之一的人选择定居在沿海地区。科学研究为人满足生理需求的方式提供了方向，敦促人在忙碌的生活中不要忘记留出时间，享受海滩漫步的乐趣。

那么，人们应该隔多长时间看一次大海呢？根据环境心理学家刘易斯·埃利奥特（Lewis Elliott）的观点，要保持身心健康，人应每周两次或每周至少 2 小时看一次海，这能最大限度地保持人的生理健康和心理健康。

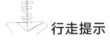 **行走提示**

在冬季和潮湿的天气，海滨散步通常不那么拥挤。

观测海鸟往往趣味盎然，建议携带双筒望远镜。

预留时间进行海泳。越来越多的证据表明，进行海泳有助于减轻炎症，预防阿尔茨海默病，还能减轻抑郁、焦虑和情绪波动。马克·哈珀（Mark Harper）博士在针对 61 名冷水游泳者的研究中发现他们的情绪状况在进行冷水游泳后得到了显著改善，并将这种效果归因于炎症程度的降低。

在海水中漫步（参见"第 32 周：水中行走助康复，冰舞女王再归来"）全年皆宜，只需挑选一处安全的水域。

可以在海边体验赤足行走。沙子提供了一种自然阻力，有助于增强腿部肌肉与核心肌肉的力量。

海岸太远？沿着河流漫步也是不错的选择（参阅"第 17 周：河畔的翠柏，柔波旁的行走"）。

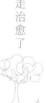

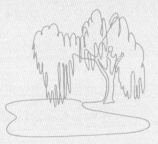

第 **32** 周
水中行走助康复，
冰舞女王再归来

新年第一周，某天下午的 2 点 30 分，花样滑冰冠军
南希·克里根（Nancy Kerrigan）在底特律的一处
冰场结束了训练。她正在为即将来临的 1994 年美国花样滑
冰锦标赛紧张备战。然而，午后发生的一幕，几乎摧毁了
克里根的职业生涯。在她离开冰场之际，她的腿部突然遭
到了猛烈袭击。袭击者从一扇玻璃门内冲出，跳上一辆准
备好的小车逃走了。后来查明，这名袭击者是克里根竞争
对手的丈夫雇用的。在此次袭击中，克里根伤势严重，以
致无法参加即将到来的锦标赛。然而，她决心参加 7 周后
的利勒哈默尔冬季奥运会。这一想法似乎不切实际，甚至
有些可笑。然而，她最终仅以毫厘之差赢得了一枚银牌，
震惊了世界。那么，她是如何实现这一壮举的呢？答案便

是把日常的练习动作挪到水中进行。

　　水中行走能够减轻重力对身体的负担，是一种强大的低冲击度有氧运动方式。这种运动方式不仅能增强肌肉力量，而且效果往往无法通过陆地行走达到。当然，这并非说你应该摒弃游泳，而是说你应将走进水域视为一种创新行走方式的契机。

　　对想要增强肌肉力量、燃烧热量，又不想影响骨骼和关节的人而言，水中行走是理想的选择。身体在水中受浮力作用让这一运动方式特别适合孕妇、体弱者、关节炎／骨质疏松患者和康复期患者。在水的"支撑"下，人可以改变原本痛苦或困难的行动方式。例如，我的嫂子（一位脊椎按摩师）经历过一次自行车事故，这次事故导致她多处骨折，然而她通过自己设计的水中行走项目恢复了体力和健康。

　　多项研究表明，水中行走对髋关节炎、膝关节炎、慢性背痛和脊柱损伤患者具有积极疗效。其中一项研究成果显示，进行 12 周的水中行走项目有助于腰椎管狭窄患者恢复肌肉力量和身体平衡。

　　然而，水中行走的适用范围并不仅限于受伤、体弱或怀孕的人群。水的密度较大，它提供的自然阻力是人们进行陆地行走的 12 ～ 14 倍，这让水中行走成为增强肌肉张力

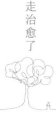

的绝佳方式。一项研究发现，水中行走相较于陆地行走更能提升心率。另一项研究则发现，健康状况不佳的女性在进行水中行走后，血压降低的幅度要比在陆地上正常行走后大。

水中行走对增强平衡感也有很大帮助，特别是在海水里进行练习，因为人脚下的沙子或鹅卵石会带来额外的挑战。除此之外，水中行走还能增强人的灵活性和活动范围：在水的支撑下，四肢得以更舒展，因为人深知自己即使摔倒通常而言也不会受伤。

实证研究表明，进行水中行走（如同其他所有的行走方式）有助于改善心情。纤维肌痛患者尝试水中行走后，身体的僵硬程度、焦虑程度和抑郁程度降低了，心血管健康状况、生活质量、睡眠质量得到了改善。值得一提的是，这些发现同样体现在对游泳的研究之中。

水越浅，浮力越小。有时，为彻底摆脱重力对身体的影响，人需要在深至颈部的水中行走。已有研究证明在大腿深度的水中行走比在齐胸深的水中行走运动强度更大。然而，在齐胸深的水中行走消耗的能量更少，人行走的时间更长，因此人可以以此培养更强的耐力。如果想运动手臂，人就应在齐胸深的水中行走，确保手臂在水面以下摆动（或挥动）。当然，你也可以选择在大腿深度的水中或两者相结合进行运动。

初始阶段较为容易。在泳池中行走，只需一身泳装和一条毛巾。若在浅滩或海水中行走，可穿戴橡胶帆船鞋或氯丁橡胶游泳袜。行走一段距离（理想长度为 12~25 米）原路返回，然后重复。接着，适当延长行走距离。重复此过程，同时模拟陆地行走的姿势，摆动双臂。虽然会立刻感受到水的阻力，但请保持运动。

（在条件允许且安全的前提下）尝试调整步幅和水深。在适应过程中，可尝试抬高膝盖并改变行进速度。提膝、提小腿、跳跃、步进、即兴舞蹈动作等均值得一试。无疑，本书诸多关于陆地行走的建议在水中同样有效。

对照看在水域活动孩童的人而言，水中行走无疑是消磨时间的理想方式。你无须在沙滩上紧盯着孩童的一举一动。仅需要来一次水中漫步……

 行走提示

保持腹部肌肉用力，背部挺直，肩膀向后，下巴向上，目光直视前方。遵循"第 2 周：改善步态"所述的行走姿态。

你倘若并非游泳高手，请穿着救生衣或使用浮力辅助设备。

避免在热水中久泡，注意补充水分。浸在水中的人往往不易察觉口渴（或汗水流失）。

在严寒的季节里，若你计划浮潜于河流或海域，不妨考虑身着厚潜水服。

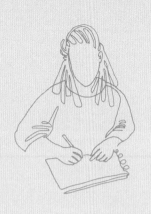

第33周
东城渐觉风光好，边行边绘写心情

人们不停地用手机拍照，是抓住了瞬间，还是失去了瞬间？去年，当我翻阅数百张照片时，我意识到或许后者更贴切。我时常无法回忆起自己曾经在何处，或者为何选取了某个特定场景进行拍摄。那些渴望永恒不变的时刻，实已消逝无痕。

在过去，徒步者和旅行者常常去户外写生和绘画。他们不曾拍摄数以千计的手机照片，而是带着一张重要场景的素描踏上归途。他们与亲朋好友分享画作，钟爱之情溢于言表，日后亦将它们遗赠给他人。我突然意识到，他们所关注的景色与我所拍摄的快照并无相似之处。

于是，我决定挑战自己：徒步两天，全程不用手机进行摄影，代之以素描。一位友人曾经告诉我，毕加索旅行时总是随身携带速写本、铅笔和橡皮。我并非毕加索，打从 14 岁放弃上美术课程以来，我便再未涉猎绘画。不过在徒步前几天我还是报名参加了一个绘画班，买了一个素描本、铅笔，以及（最重要的）橡皮。

我这两天徒步画的画算不上特别好。然而这并非关键所在。当我再次翻看这些画，我仿佛回到了那条徒步的道路中。准确地说，我重新回到了创作的那一刻：薄荷的清香、洒在脖子上的阳光、碧玉般看不见河底的水流……景物仿佛罩着一层面纱，从我身旁急速闪过。还有那一天，我蹲坐在河岸之上，嗅着我姜黄色毛发的爱犬，怡然歇息……速写意味着潜心观察。当你真正投入地观察景物时，你会以全新的心态面对周围的环境——你被带入某个场景中，置身于那一刻，带着一种"唯卿与我"的亲密感和即时性。速写会将完整的感官体验转化为线条、形状，乃至色彩。描绘一个场景能让你意识到，你完整地活着。

素描还有其他益处，比如会使人产生能增进健康的生理变化。伦敦某医院推出一项面向患者的艺术项目时，其成果令工作人员颇感惊讶。参与艺术创作的患者"临床状况更可能……获得明显改善，如生命体征优化，皮质醇水平降低，以及助眠药物的药量减少。"

德国的一项研究为这一现象提供了一种可能的解释。

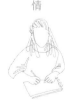

在这项研究中，研究人员采用大脑扫描技术对两组退休人员进行了分析，其中一组观赏艺术品，另一组则创作艺术品。前后扫描结果显示，从事艺术创作的人在空间意识方面明显超越了未参与创作活动的同龄人。然而，更令研究人员振奋的是，两组人员中仅有艺术创作组成员的大脑内侧前额皮质这一特定区域发生了"显著"的变化，这一区域被认为在增强心理弹性和抗压能力方面具有关键作用。研究人员得出结论："创作视觉艺术作品会对心理弹性产生正面影响。"这也解释了为何诸多人认为，创作艺术作品是一种管理压力、减轻疲劳、防治抑郁症和焦虑症的有效手段。

素描对神经元也有好处。美国一项针对 256 名老年人的研究发现，绘画相较于其他活动（如制作手工艺品、社交和玩电脑游戏等）更能维持大脑的敏锐性。研究人员想知道艺术创作是否有助于生成新的神经通路，刺激神经元的活力。在该研究中，那些从中年开始画画并坚持到老年的人受益最大。

在寻找绘画题材和对象的过程中，你的焦点不再局限于自身或目的地，你不再急于抵达山顶、终点或午餐地点，也不再陷入沉思。反之，你注重的是沿途的细微之处：蓝色地衣覆盖的树干、斜阳余晖下归巢的鹤影、倾斜并映入苍穹的教堂尖顶。

我如今坚持定期写生，沉醉于写生所需的全神贯注，感受那份随之而来的宁静。素描与速写能让你观察得更细致、更深入，即使把笔记本和铅笔收起来，你的视觉也会愈发敏锐，更能准确把握线条与色彩、形状与色调。你会更倾向于观察、欣赏广阔的外部世界，而非局限于狭隘的内视。

更关键的是，每一次写生经历均会铭记于心，我无须翻动相册就能想起沿途风光……

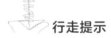

行走提示

切勿评价你的画作。此类画作并非用于展示，亦无须他人鉴赏。

可以尝试各种尺寸的铅笔、炭笔、钢笔和水彩笔。口袋大小的水彩画具轻便而易于携带，若需添加色彩，可灵活应对。

可在网络平台上搜寻速写教程或购买一本写生技巧书籍。

深入研究素描大师的艺术风格，进而展开实践，尝试多种多样的绘画技巧。

专业的徒步艺术家善于巧妙地利用天气和自然景观，比如将雨水融入画作，将草和种子压在画布上，以树枝替代画笔，

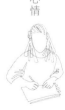

运用泥土进行绘画。你也可以尝试一下这样的创作方式。

　　不要受时间的限制。创作草图仅需片刻，后续还可精细修饰。部分艺术家会在行走中素描，仅给自己几秒钟来捕捉心仪的主题或景象——所有人都能借鉴此类抢拍式的绘画手法。

第34周

月满如飞镜，
曾照彩云归

20年前，我忍着即将分娩的痛苦来到伦敦的一家医院。时间已经很晚了，我的宫缩——两天前就开始了——越来越痛。在等床位的时候，我注意到医院里的人手似乎比平时更紧缺。我曾在这个医院迎来我的第一个孩子，没想到这次的感觉如此忙乱、抓狂！当我的助产士终于赶到时，她说了一些让我目瞪口呆的话："今天是满月……每个人都在生孩子！"

由于又一次宫缩，我忘记了她说的话。直到10年后，我开始在满月时外出散步才想起来。一天晚上，走在月光下的田野中，我突然忆起那晚产科病房异常繁忙。我回到家，开始上网搜索。没花多大工夫，我便找到一项研究，证实了我的助产士所言非虚。日本的研究人员将30年里

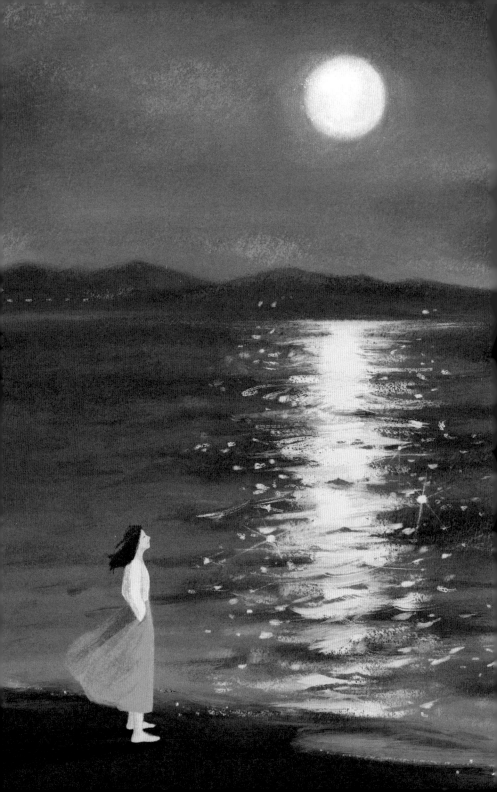

1 007 名婴儿的出生日期与月亮周期进行了比对。他们发现，满月之夜出生的婴儿数量明显更多，并据此得出结论："月球的引力会影响出生率。"

满月之时，由于月亮与太阳共同对地球施加的引力作用，地心引力有所增强。研究人员深知这可以解释潮汐现象，但这究竟是否会导致宫缩呢？尽管证实两者存在相关性的研究报告很多，比如日本的这项研究，但同样有诸多研究报告称并未发现任何相关性。

在探讨人类睡眠模式方面，相关研究则不存在很大的争议。《当代生物学》（*Current Biology*）杂志发表的瑞士的一项研究成果显示，在"严格控制的实验室环境下"进行的研究发现，在满月之夜，人们深度睡眠的时长缩短了约 30%。该研究还揭示，相较于其他夜晚，人们通常需要在满月之夜多花费 5 分钟入睡，且后续睡眠时间会缩短 20 分钟。研究人员利用脑电图记录参与者的睡眠情况和唾液分泌情况，以测量他们的激素水平。测试结果确认，在满月前后，人体夜间的褪黑素水平更低，睡眠质量因而降低。他们得出结论，"证据表明，满月对人类睡眠质量和夜间的褪黑素水平具有显著影响。"这一观点比较合理，因为至少还有三份研究报告得出了相同的结论。

月亮周期影响的远不止睡眠质量。部分研究报告指出，月亮周期亦对人类行为产生了影响——实际上，"lunatic"（癫狂的）一词即源于拉丁语"luna"（月亮）。不过，研究结果并不稳定且存在不一致性。2019年，一份芬兰的研究报告探讨了凶杀案与月相的关系，研究人员发现满月期间凶杀案的发生率下降了15%。然而，在美国佛罗里达州，情况却大相径庭——满月前后凶杀案和严重袭击事件频发。有趣的是，另一项佛罗里达州的研究报告指出，在新月和满月前后，"精神紧急情况"显著减少。其他研究报告显示，满月期间摩托车事故数量上升，女性自杀人数也有所增加。然而，德国的一项研究将警方记录与月相进行了比对，结果并未发现谋杀、袭击或自杀与满月存在明显关联。

显然，人类行为与满月的关联尚需深入研究。这是否意味着研究人员应该忽视诸多揭示两者关联的研究成果呢？答案并不简单。针对动物的研究发现，行为确实会因月光而改变。现在，研究人员发现，许多生物体内的昼夜节律与潮汐周期保持同步，而这一现象在非洲蜣螂、部分海洋生物、科隆群岛的鬣蜥等生物中均有体现。在月光充足的夜晚，非洲蜣螂的行进路线更笔直；部分海洋生物会根据夜间光线的强弱调整在水下的位置；拥有精确昼夜节律的科隆群岛鬣蜥相较于昼夜节律不太精确的同类，寿命更长。此外，尚有研究将满月与欧洲獾和家畜的繁殖行为联系在一起。

　　固然，这些现象可能是偶然。然而，在月球之谜还未彻底揭晓前，人们为何要否认行为与月相有关呢？实际上，众多研究人员坚信"月球效应"的真实性，只是原理目前尚未被完全揭示而已。

　　此外，诸多奇特且难以解释的研究成果为月夜漫步赋予了神秘且奇异的韵味。在晴朗的天空和满月映照下，景色会呈现出迥异的风貌，显得与平时截然不同（参阅"第46周：夜幕下漫步"）。可能就在一念之间，人随着月亮周期而发生变化的想法会显得不再那么荒诞。

　　满月的亮度并非人们所以为的是半月的 2 倍。相反，满月的亮度约为半月的 10 倍，这使夜空过于明亮，以至于无法观星。然而，这种亮度非常适合进行长距离行走，如穿越森林或观察夜间出没的野生动物。

　　更引人注目的是在超级月亮下漫步。超级月亮通常每年连续 2 个月出现，此时月亮正处于视觉上最圆、距离上离地球最近的状态，是一年中最大、最亮的。超级月亮的日期因时区的差异而不同，你可以在网上查询，然后选择一个地点，邀请一二好友共赏（前提是天气状况良好）。

　　尽管超级月亮光彩夺目，但我更钟爱九月的获月。此时的月亮会早早地于暮色中升起——通常在日落前后，时常悬浮在天际线之上，显得较其他月份的满月更庞大、璀璨。获月以散发出空灵缥缈的琥珀色光芒而著称。月亮之所以蒙上这层淡淡的琥珀色，是因为此时人在透过地球大气层较厚的部分观测它。获月的大小、形状和位置在一两个晚上会保持不变，这是满月漫步时令人振奋的景象。

新月象征着光线减少，这让夜晚时分尤为适宜观测星空。相较于满月那般璀璨夺目的光辉，新月之夜或许略显黯淡，但那纤细的月影散发着空灵而精致的韵味。

 行走提示

在网上查询满月、超级月亮和获月出现的准确日期和时刻，这些天文现象每年都会有所变动。根据你的地理位置，将其记录在日记本中以作备忘。

你可以依照本书的建议进行夜间徒步（参阅"第46周：夜幕下漫步"），也可考虑更具挑战性的路线，比如在森林小径中行走——因为有满月照耀，所以你即使没有灯也可以在森林中行走。再比如沿着滨海路线行走——月光洒在海面上将带给你愉悦与惊奇。

深思熟虑地规划路线，比如规避昏暗的山坡，确保行进道路始终保持明亮。

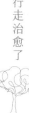
我被行走治愈了

春天的满月时期堪称在潮池中漫步的最佳时机，此时潮水降至最低，潮池内的生物逐渐复苏。在紫外线手电筒的照射下，它们会散发出显眼的荧光（参阅"第46周：夜幕下漫步"）。

切勿忽视严寒冬日中的满月——那种被冰晶密布的云层环绕的满月，其缥缈神秘世间无可比拟。

关注你自己在满月时期的感受。是否变得更勇敢了？对风险的厌恶感是否减轻了？是否不那么疲倦了？还是与往常一样？未来的科学研究或许能揭示其中的奥秘。

第34周　月满如飞镜，曾照彩云归

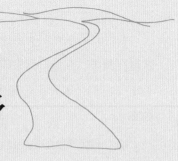

第35周
游牧时光益处多

1980年，法国科学家爱德华·斯蒂格勒（Édouard Stiegler）在喀布尔工作时，注意到阿富汗游牧民步行去当地的牲畜市场。他被他们明亮的眼睛和活泼的举止打动，不禁询问他们从何处来。游牧民告诉他，他们穿越沙漠，翻过高山，走了700千米，当天刚刚抵达此地。斯蒂格勒颇感惊讶。然而，更令他震撼的是，在短短12天之内，游牧民就完成了这趟700千米的旅程。斯蒂格勒对此产生了浓厚兴趣，开始深入观察他们，试图揭示他们在每日行走约60千米的过程中，是如何做到未显露出丝毫疲惫的。他推断，秘诀在于游牧民采用了以呼吸为导向的行走方式。这些游牧民练习着一种有意识的行走技巧，即通过将呼吸与步伐（轻缓适度的步伐）同步，来实现这一目标。

　　受到启发的斯蒂格勒返回法国，研究出了一套他称之为"阿富汗步法"的徒步方法。一年后，他出版了首部著作——《阿富汗的前景》（*Régénération par la marche afghane*）。如今，阿富汗步法有时被誉为"有意识呼吸"的徒步，甚至被称为"瑜伽徒步"，尽管该方法在任何环境下均可实践，但尤其适合考验耐力的徒步旅行。我在进行高山徒步或长途跋涉时，便会运用此方法。此外，在需要清理思绪或寻求片刻内心安宁时，我也会在伦敦的公园中使用阿富汗步法。阿富汗步法强调节奏与呼吸，近乎冥想，因此能够有效减轻压力或焦虑。

阿富汗步法蕴含着简单的理论。有效的呼吸方式能给身体适当供氧，从而让人在行走过程中减轻疲劳。然而，许多人在运动时呼吸方式并不正确，倾向于用嘴快速吸气，而非通过鼻子呼吸。人们根据呼吸节奏行走，甚至按照脚步的节奏调整呼吸，能放慢并延长呼吸。将良好的姿势（斯蒂格勒在阿富汗游牧民身上也注意到了这一点）与有规律的呼吸结合在一起意味着在进行高强度的登山徒步和长途跋涉时，疲劳感将得到缓解。

阿富汗步法并不复杂，只要稍加练习就会受益匪浅。除了完全用鼻子呼吸和呼吸节奏与脚步保持一致，并无严格规定。一旦掌握基本技巧，你便可尝试根据个人步幅、位置和健康状况，寻找适合自己的呼吸节奏。斯蒂格勒建议人们根据行走过程中所处地形、步行速度、所处海拔和自身健康状况，灵活调整呼吸节奏。

具体怎么做呢？斯蒂格勒提议人们从鼻孔吸气三次，每次吸气均走一步。在第四步，人们需屏住呼吸。在随后的三步，人们通过鼻孔呼气。在第八步，保持肺部空腔，既不吸气也不呼气。也就是说，在一次完整的呼吸过程中，你应总共行走八步，先吸气三次（走三步）再呼气三次（走三步），吸气和呼气结束之后均需要屏住呼吸走一步。这种 3∶1∶3∶1 的呼吸节奏构成了阿富汗步法的基本呼吸技巧。

登山时，你需要调节呼吸。我更喜欢 2∶2 的呼吸节奏：每走两步则吸气两步，紧接着走两步呼气两步，不要憋气。找到与你自己的步行速度和风景匹配的呼吸节奏，确保步伐和呼吸同步。一旦掌握了阿富汗步法，行走就会让你感到非常自在。跟着自己的呼吸节奏走，好像可以一直走下去，走到地平线，走到更远的地方。

斯蒂格勒在其著作出版不久便离世了，书中提到的阿富汗步法的诸多益处，如改善睡眠质量、增强免疫力、增进心血管健康，在他生前尚未得到实证。然而，现在情况正在发生变化。加利福尼亚大学的一组研究人员近期指出，正念运动"在改善生活质量、情绪和认知能力方面的效果可能超越传统的体育运动"。在《呼吸革命》（*The New Science of a Lost Art*）一书中，作者詹姆斯·内斯特引用了大量研究成果，证明正确的呼吸（如斯蒂格勒所提倡的阿富汗游牧民的呼吸方式）有降低血压、增强免疫力、增大骨骼密度、改善睡眠等益处（参阅"第 5 周：散步中的呼吸——鼻子也当家"）。

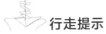 **行走提示**

调节呼吸应保持自然、顺畅。进行完整、稳定、缓慢的呼吸，呼吸节奏与行走步伐协调一致，避免喘不上气或走得过快。关于行走时呼吸节奏的更多内容，请参阅"第 5 周：散步中的呼吸——鼻子也当家"中的指导。

保持良好的姿势和步态（参阅"第 2 周：改善步态"），以确保呼吸深度适中。除非在进行登山活动，否则吸气应延伸至隔膜部位。

斯蒂格勒的第二部著作《行走呼吸器》（*Marcher respirer vivre*）依据地形、人的年龄和健康状况，提出了多种呼吸步幅计算公式，包括健康人群使用的 6∶6 呼吸模式。

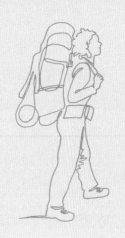

第**36**周
背包一何重，
云山千万里

1886年，美国作家爱丽丝·布朗（Alice Brown）背起行囊，徒步穿越了英格兰。她在回忆录中写道："行走便是真实的生活。"并称自己体验到了"如鸽子般翱翔""在水下生活""在泥土中扎根生长"的独特感受。布朗认为，背着行李（在维多利亚时代的英国，这对受过教育的女性而言是极不寻常的）是她探索之旅中必不可少的元素。她解释说："背包并非负担，反而更像一份额外的礼物。"布朗享年 92 岁，这在1856 年出生的人中无疑是罕见的。

数以百万计的人——从比尔·布莱森至谢丽尔·斯特雷德——皆领略到了负重行走的魅力。身背帆布包，走过1 千米又 1 千米，有一种无穷无尽的自由感。长途行走所唤起的独立、自在和自主几乎无与伦比，会让人从日常生活的琐碎羁绊中解脱。世界各地皆充满了令人兴奋的景观与小径，其中许多还位于人迹罕至的地方，背包是人在探寻秘境时不可或缺的伴侣。

事实上，负重行走蕴含着诸多不为人知的益处，如增强耐力和毅力。当人肩负背包徒步探险时，轻松的漫步就升华成了增强耐力的壮举。在军队里，背包快行被称为"rucking"①。《英国运动医学杂志》（*British Journal of Sports Medicine*）上的一项研究成果显示，作为经典的耐力运动，徒步旅行相较于慢跑对膝盖的冲击更小，且避免了长跑的高受伤风险。进行拉伸运动能增强臀部的肌肉力量和身体稳定性，减小进行其他运动时受伤的可能性。徒步旅行是一种高效的有氧运动，部分研究指出其消耗的热量与跑步的相当（甚至更多）。当人们背着背包时，肌肉会更努力地"工作"，以长时间保持稳定状态。这种运动会改变心脏的形态和功能。对长期进行耐力运动的人的筛查发现，他们的心脏发生了以下变化：心脏更大、更柔韧、左心室更具弹性，血液流动更顺畅。相比之下，长期久坐或只进行短暂运动的人心脏较小、较硬，更容易患心脏病

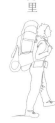

① 源自"rucksack"一词，指背着加重的帆布包走一段距离的军事训练。——译者注

和高血压。长期进行耐力运动的人通常代谢状况良好，这意味着他们储存脂肪和消耗热量的速度达到了平衡。

根据丹尼尔·利伯曼教授的说法，人类进化成了擅于负重、耐力强的步行者。他指出，游牧民（尤其是妇女，她们承担了很多负重工作）通常要承担自身体重30%的负重。他解释说，人的身体耐力特别强，这就是为什么人有数百万个汗腺和两条长而有弹性的腿。走路、走路、再走路，带着婴儿、食物、水和柴火走路，贯穿了人类的进化过程。也许这就是为什么背包旅行的感受如此奇妙，仿佛在唤醒深植于人类基因中的记忆。

负重行走还能增强从脊柱到臀部和腿后部（也就是所谓的"后链"）的肌肉力量。现代人久坐不动的生活方式会弱化"后链"，但"后链"对弯曲、跳跃和站立而言是必不可少的，对保持良好的身体姿势至关重要。背着重物走路时，胸部会外扩（让人能够更轻松、更有效地呼吸），人的核心会被激活，"后链"会开始工作。

这些似乎还不足以说明负重行走的益处。早期研究表明，负重行走有助于增强甚至恢复思考能力。在实验中，研究人员让小鼠负重（身上绑着有一定重量的颗粒），而后观察到小鼠运动后大脑中充满了新的酶和神经元。即便是患有轻度阿尔茨海默病的啮齿动物，其认知能力亦得到了显著改善，实现了"有效恢复"。

为了实现愉快的背包旅行，你需要进行一定的筹划和预备。你若愿意，可背上半满的背包，坚持进行有规律的日常漫步，以增强体力和耐力。更好的做法是，购物时将首饰等贵重物品留在家中，仅携带背包购物。进行背部强化运动亦颇有益处。健身教练斯图·史密斯（Stew Smith）建议在进行其他训练前可进行一些基本的徒手举、深蹲和弓步等负重训练。在开始长距离徒步之前，可尝试在白天和周末进行短距离的徒步旅行，让身体逐步适应背包的重量。

策划一次长途徒步旅行，将规划好的路线照片钉在墙上，或将其设为电脑屏保。过去 10 年间，各国开辟了大量新步道，对数百条历史悠久的步道进行了修复。各类应用程序的出现让设计、分享徒步路线或跟随早期步行者的脚步变得触手可及。可以说，当下正是整理行囊踏上徒步之旅的最佳时机。此外，徒步适宜各年龄段的女性参与。丽莎·莫斯科尼（Lisa Mosconi）博士认为："低至中等强度的运动能够优化女性的代谢，尤其是在长期坚持运动的情况下。"关于此主题的更多信息，可参阅"第 40 周：雪里山前水滨，唯爱你朝圣者的心灵"。

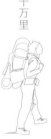

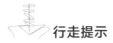 **行走提示**

选购一款合适的背包，其应具备柔软的背部衬垫、舒适的腰带和有软垫的肩带。

正确佩戴背包，务必用好腰带与胸带。此类措施有利于将背部与肩部的负担分散至整个上半身。

束紧腰带，确保背包紧密贴合身体。在舒适的前提下，尽量将腰带调整至适当的松紧度。

背包顶部触及背部意味着其位置过低；而背包顶部高至头部则表示其位置过高。

打包过程中应将较重的物品置于靠近背部中部的区域（与脊柱相邻之处），将较轻的物品放置在靠近背包外侧的位置。利伯曼提倡将重物置于背包顶部，身体略微前倾，以减少负重行走过程中所需的能量。

提起背包时膝盖弯曲，不要只用一条背带背双肩包。

不要弯腰驼背，舒展你的胸膛——想象一块冰块从你的背上掉下来时你的反应。

找到适宜的步行节奏，既不过于急促也不过于缓慢。行走过快可能导致身心疲惫或受伤；反之则可能由于背包重而使肩膀长时间承受额外压力进而产生疼痛。

只穿你熟悉和喜欢的鞋子去远足。

行走时使用登山杖有助于增强上半身的力量。英国"北欧

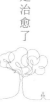

式健走"运动的创始人马丁·克里斯蒂（Martin Christie）称利用登山杖（无论是在徒步旅行时还是在进行北欧式健走时）意味着人们调动了 90% 的肌肉力量。

使用登山杖有助于保持平衡——这在背包旅行时很重要，因为背着一个大背包会使你的身体不那么稳定。小步走也有助于保持平衡，所以在下坡和不平坦的地形上行走时要减小步幅。

根据经验丰富的负重行走者利亚姆·奥凯利（Liam O'Kelly）的说法，热身、降温和伸展运动在负重行走时至关重要。在肌肉因步行而变暖后拉伸能提升身体的柔韧性。

确保身体水分充足——在长途跋涉之前、期间和之后，均需注意补充饮水。

和朋友一起走。研究表明，有朋友陪伴时，人会觉得行走距离更短，徒步不那么令人生畏。然而，你即便独自行走，也不用担心，研究同样表明，想象有一个朋友在身边也可以产生同样的效果。

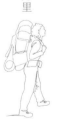

第**37**周
山中乐事知多少，
野径樱桃又自红

1943 年9月，当时还寂寂无名的佩兴丝·格雷（Patience Gray）带着孩子们居住在苏塞克斯森林深处的一处偏僻、破旧的小屋中。小屋距离最近的商店有3千米远，他们每周需要步行往返两次。在此期间，格雷会采集蘑菇，将其带回家进行识别和烹饪。她渐渐对觅食漫步产生了极大的兴趣。自此，她致力于觅食漫步，足迹遍布了法国、西班牙、希腊、意大利等地。她会在当地逗留多日，搜集可食用的植物。这些经历最终汇聚成了她的经典之作《野草蜂蜜——汲甘露于万物》（*Honey from a Weed*）。

觅食漫步让人们得以深入大自然，这是其他类型的漫步无法实现的。在黑莓丛生的荆棘深处，你会发现自己身处其中，四周弥漫着浆果的香气，皮肤上沾染了浆果的痕迹，耳畔回荡着一只心生嫉妒的鸟儿的歌声。这是大自然最真实的一刻，也是大自然"最美味"的一刻。格雷坚称，觅食漫步让人能够充分"体验人与植物的紧密联系"。

觅食漫步也是一个亲友相聚的良好契机。在朋友、长辈与子女的陪伴下，悠然漫步数小时，途中随手采集食物（常常直接吃掉）。任何人都可以采集，孩子们尤为乐在其中。格雷从"在二月和三月间四处溜达挖掘杂草的孩子们"那里汲取了许多野外觅食经验。她曾在一次"野菜课程"中向一位 7 岁的小女孩学习，了解到如何烹饪和食用小女孩父亲葡萄园中的各类野生植物。

研究坦桑尼亚"狩猎-采集"者的人类学家发现，5 岁以上的儿童会对觅食漫步表现出极高的热情，他们对水果、鸟类、块茎、蜂蜜和小猎物的辨识能力尤为敏锐。比如我 12 岁的女儿对野生松露的气味非常敏感，专业的松露猎犬和她比起来都相形见绌。进化心理学家认为，人类对觅食的渴望根植于基因，某种程度上编码在人们的 DNA 中，所以人类的感官有时比狗的还敏锐不足为奇。

人们的生活环境决定了人们能采集的食物资源。在希腊的纳克索斯岛，格雷寻觅到了野生菊苣、水飞蓟和金盏花。意大利之行中，她发现了野生芦笋和野生甜菜。在英国，她采集了野蘑菇、荨麻和酸橙。我自幼在威尔士海岸生活，家人时常捕捞螃蟹、采集马勃和黑莓。过去 20 年里，我遍寻越橘、野生覆盆子、核桃、海蓬子、贻贝、松露、栗子、玫瑰果、蒲公英叶、野生大蒜、接骨木花、荨麻、薄荷、黑莓（几乎无处不在）。没有什么能比采集大量新鲜、免费的农产品满载而归更让人满意的了。你如果知道自己采集的许多食物享有"超级食物"的美誉，富含维生素、矿物质和植物化学物质，就会更有成就感。

《每日健康》（*Everyday Health*）杂志依据美国国立卫生研究院的初始名单，梳理出了 11 类最常见的超级食物，其中有 7 类——浆果、海鲜、大蒜、蘑菇、绿叶蔬菜、坚果和种子，可以在野外觅得踪迹。

随处可见的黑莓富含抗氧化剂和维生素 A、维生素 C 和维生素 K。研究发现，被喂食黑莓的大鼠在平衡性和协调性方面得到了改善，同时，"短期记忆力也显著增强"。蘑菇的非凡特性众所周知，真菌疗法，即蘑菇的药用，是乳腺癌治疗领域的研究方向之一。蒲公英叶富含铁、钙、钾、镁，以及多种维生素（维生素 A、维生素 B、维生素 C、维生素 E 和维生素 K）。早期研究成果显示，荨麻叶有减轻炎症、降低血糖水平和血压的作用。一项研究指出，野生大蒜（有时被称为"赎金"）的叶子在降低血压方面成效显著。与其他种类的大蒜一样，它们具有抗菌特性，并含有丰富的植物化学物质。坚果和种子是蛋白质、抗氧化剂和膳食纤维的极好来源。美国洛马林达大学近期研究发现，每日食用适量坚果可显著降低胆固醇水平。

我通常在春天和秋天进行觅食漫步：在春季的4月采集蒲公英叶与荨麻叶，在5~6月采摘野生大蒜及接骨木花；在秋季的8~9月采摘山楂、黑莓、黑刺李、玫瑰果和秋葵，在9~10月采摘松露、蘑菇与坚果。你可以根据所居住地区的特产，以及个人和家庭成员、朋友的口味喜好，制订相应的觅食计划。

一部优秀的觅食指南必不可少——姑且视其为一种投资吧。在你计划前往的地区或国家寻找向导和指南。指南大多包含食谱，涉及可采集的安全食材，你可以根据指南来制作酱汁、蜜饯、利口酒、沙拉和糖浆。

 行走提示

切勿食用你不认识的食材。在向导的引导下进行觅食探险，有助于了解所在地区的食品安全状况。

在采摘过程中，务必秉持可持续原则，满足自身需求即可，切勿过度采摘。同时，切勿挖掘那些受保护的植物，注意避免侵犯他人私有土地。

觅食行为需遵循繁多法律规定，因此务必对所在地区的法律法规有所了解。一些国家禁止采集国有土地上的植物，而另一些国家则相对宽松。在英国，在私有土地上进行采集属于违法行为。

避免在有污染、狗、杀虫剂或除草剂的区域觅食。确保食物在食用前彻底清洗干净。

多携带一些容器，或像一位地道的地中海觅食者那样身着自制围裙，围裙上设有三个口袋（分别存放苦涩蔬菜、香甜蔬菜，以及根茎和真菌）。

忧虑过量食用零食？实则无须忧虑。英国某所高校的研究人员发现，仅需行走 15 分钟便可抑制人对零食（如巧克力）的渴望。不过，如果零食是黑莓，又何须过分担忧呢？

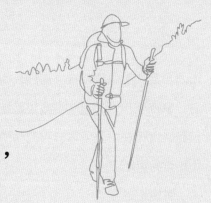

第**38**周
会当凌绝顶，
一览众山小

1336 年4月，某个阳光明媚的日子，意大利诗人弗兰齐斯科·彼特拉克（Francesco Petrarch）踏上了征服法国南部冯杜山的征途。一同出发的还有他的兄弟。不过，他的兄弟毫不犹豫地选择了最直接的"登顶"路线，而彼特拉克则不断找寻那些隐秘且蜿蜒的小径，想要避免过于陡峭的攀爬路线。"只要道路不过于险峻，我甘愿行走得更远。"他在日记中如此记载。然而，他所尝试的数条路线都把他带向下山的方向，而非上行，因此到头来他仅仅"徒增了行走的距离和难度"。当得知他的兄弟在山巅歇息时，彼特拉克臭骂自己"试图规避攀登的艰辛"。

600年后，作家南·谢泼德公开表达了对"辛苦"登山的热爱，不像彼特拉克那样认为自己怠惰逡巡。对她而言，攀登过程中的艰辛挑战正是她追求的核心价值。她意识到，自己在山上所体验到的愉悦，源于长时间登山过程中持续的运动。

谢泼德的观点是有科学依据的。无论登得多么缓慢，登山都能达到与跑步类似的健身效果，如提升心率、消耗热量和激发身体分泌著名的内啡肽，即所谓的"跑步者高潮"。然而，与跑步不同的是，登山不会给关节带来负担，也不会影响人们欣赏美景。

登山所激活的肌肉与在平地上行走所激活的肌肉不同。当人登山时，腹部、臀部、臀肌和背部肌肉会发挥作用，以稳定骨骼。这是因为当人攀爬时，身体会前倾以推动自己向上行进。根据发表在《步态与姿势》(*Gait & Posture*)杂志上的一篇论文，上坡时，臀大肌、腘绳肌和小腿肌肉的力量会得到更大程度的增强。事实上，人登山时会使用下半身的每一块肌肉。登得越陡，腹部和背部肌肉就越用力，以保持身体直立。

在挥动手臂的过程中，身体会轻微扭转，这意味着腰部两侧的肌肉（即腹外斜肌）也在发挥作用，以保持骨骼的平衡和稳定。因此，登山对核心肌肉而言是极佳的运动方式，尤其是当地势多变时，此时每一步都需要重新找回身体平衡。与其他任何行走方式相比，登山旅途的曲折变化绝对是最令人心境跌宕起伏的。

有趣的是，上坡行走与下坡行走所使用的肌肉及对身体的影响各不相同。上坡时肌肉收缩（向心收缩）；而下坡时，身体需对抗重力，肌肉因而拉长（离心收缩）。奥地利福拉尔贝格研究所的研究人员对比了上坡者与下坡者的血糖、胆固醇和甘油三酯水平。研究成果显示，尽管两组受试者的低密度脂蛋白胆固醇（"坏"胆固醇）水平均有所降低，但仅上坡者的甘油三酯（与心脏病和脑卒中相关的脂肪）水平下降了。最让研究人员感到困惑的是下坡者在增加葡萄糖耐量和降低血糖方面的效果为上坡者的2倍。研究人员认为，下坡行走或许是糖尿病患者或初涉运动的老年人的理想选择。对其他人而言，这是一个关于上山和下山的提示。

将登山列入运动清单还有另一个理由。最近的一项研究发现，那些把日常散步和一些轻快的活动结合起来的人走得更快。这是怎么回事呢？随着年龄的增长，人走得越来越慢，要以和年轻人一样的速度走路就需要更多的氧气，因此走路时更容易疲劳。但是，由尤斯图斯·科特加萨（Justus Ortega）教授进行的一项研究发现，老年人中的高效步行者更倾向于将各类运动相结合，如跑步、骑自行车或登山，每周一两次。科特加萨教授在接受《纽约时报》（*The New York Times*）采访时表示，进行高强度的运动可以增进线粒体（细胞的能量源）的健康，强化其功能，而慢速行走则不能。线粒体越健康，运动效率就越高，走路时就越不累。登山运动作为混合运动的典型代表，包含攀爬、下坡、行走等多种动作。

登山活动无疑为人们带来了诸多乐趣。部分人热衷于体验高海拔地区稀薄的空气（参阅"第23周：高原结露厚，潇洒雾中人"）。例如，南·谢泼德认为，随着空气逐渐稀薄，行走变得愈加刺激，让她感到轻松自如。全景视觉让人的目光投向远方（参阅"第8周：风物长宜放眼望"）。大山给予人们宁静、芬芳和独处时光（见"第22周：静静漫步，此时无声胜有声""第39周：春风花草香"和"第15周：独自去吹风"）。然而，最重要的是，登山会让人体会到一种深刻的满足感，一种精神上的成就感。毫不夸张地说，站在山顶的人站在了世界之巅。1887年，登山先驱玛丽·玛默里（Mary Mummery）在雷雨中成功登上了著名的泰施峰，完美地诠释了这一境界："的确，我们已经很晚了；的确，我们又冷又饿又累；的确，我们陷入了及膝深的雪中；但恶魔山（山脊）是我们的，我们战胜了这些'小恶魔'。"

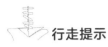 **行走提示**

使用登山杖。《欧洲应用生理学杂志》（*European Journal of Applied Physiology*）上发表的研究成果显示，使用登山杖不仅能够让全身运动起来，让肩臂得到运动（并分担部分重量），还能减轻长距离攀登时的疲劳感。在下坡过程中，使用登山杖有助于减轻膝盖和髋关节受到的压力。上坡时可适当缩短登山杖，下坡时则需适当延长登山杖。

找到适合你的缓慢、稳定的节拍，并运用阿富汗步法（参阅"第 35 周：游牧时光益处多"）。

减小步幅。在上坡与下坡的过程中，步幅越短小，对身体越有利（下坡时膝关节承受的压力为平地行走时的 2 倍）。

确保你的登山靴合脚，并能支撑脚踝。在下坡过程中，可考虑采取额外的缓冲措施（如使用鞋垫或厚袜子），以减轻冲击力。

登山不只是在山坡上跑步的简易替代方式。实际上，在陡峭的斜坡上行走相较于跑步更能让小腿肌肉充分运动。不难理解为何部分专家建议跑步者在训练计划中增加上坡行走环节。

寻伴同行。根据一项研究，和朋友一起徒步旅行时，山看起来就不那么陡峭了。

登山可能加剧腰部疼痛。起步宜慢，随着背部肌肉的逐渐强化，适度提升速度和延长步行时间。

第 38 周　会当凌绝顶，一览众山小

第 **39** 周
春风花草香

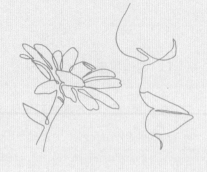

作家、海洋生物学家雷切尔·卡森（Rachel Carson）离世前留下了一份未曾发表的手稿。卡森在手稿中提及，每当她想起岛上漫步时遇到的莺鸟，一股浓郁的香水气息总会在回忆中扑鼻而来："在七月的一天里，阳光肆意挥洒，温暖了万物，松林、云杉和杨梅散发的香味互相混合，让空气中弥漫着一股甜中带苦的醉人芬芳。"嗅觉能够引领人重回过往的时光与地点。让鼻子成为最令人愉悦的徒步伴侣吧。

　　人处理嗅觉信息的方式与处理其他感觉信息截然不同。气味并不经过大脑中下丘脑（记录和处理感觉的部位）的过滤，而直接传输至大脑深处的初级嗅觉皮层。嗅觉在数千年前就曾帮助人类寻觅食物和规避风险。然而，到了今天，天天盯着电子屏幕的生活方式使人的嗅觉日渐退化。不过，鼻子仍然是一款高度精密的"化学信息传感器"。

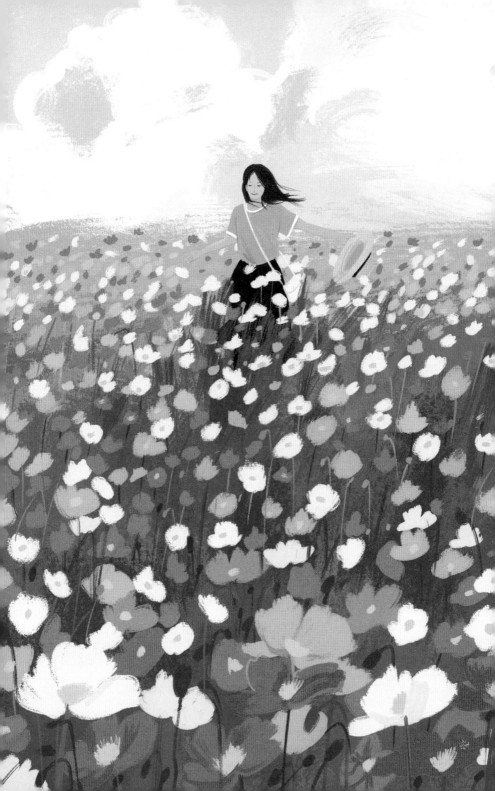

人类有约350个嗅觉受体基因，历经数百万年的进化，得以探测最轻微和最微妙的气味。散步能让人恢复嗅觉，而嗅觉灵敏对人的身心具有不可思议的影响。

过去数十年中，研究人员对闻嗅精油对人体带来的影响进行了研究，有了令人惊叹的发现：松树、迷迭香、薰衣草和其他数十种植物中富含芳香化合物，闻嗅这些植物的精油具有减轻疼痛、减轻焦虑、抑制部分癌症肿瘤的发展、减轻炎症、改善睡眠质量、改善情绪、集中注意力和增强记忆力等积极作用。

这些发现或许并不令人惊讶。毕竟，精油的应用历史悠久。早在公元前4500年，古埃及人就将茴香、雪松和没药混合制成药膏。古代中国和古代印度的治疗师列出了700多种治疗性的芳香植物，如肉桂、姜和檀香。古希腊人记录了他们对百里香、藏红花、薰衣草和薄荷的使用。如今，这些精油被广泛应用于制药领域，已被证明具有消炎、抗菌、抗病毒、防腐、抗癌和抗真菌的生化特性。

研究人员现已确认，鼻内通路为通往大脑的"入境"路径，肺部和血液负责输送气味分子。这些气味分子穿越血脑屏障，与中枢神经系统发生相互作用，诱发即刻的生理反应，如在血压、肌肉紧张程度、脉搏速率和大脑活动方面的变化。

人们发现松针油具有抑制癌细胞增殖的作用。一项研究表明，从苏格兰松中提取的精油有助于抑制特定类型的乳腺肿瘤。此外，众多针对啮齿类动物及人类的研究表明，吸入迷迭香精油能够增强记忆力、帮人集中注意力、减轻炎症和疼痛。

多项研究证实，闻嗅薰衣草精油可有效降低焦虑程度，让人放松。事实上，薰衣草精油堪称人类研究得最深入的精油，其功效（如促进睡眠、增强注意力）毋庸置疑。此外，闻嗅薄荷精油能抑制恶心、呕吐等症状。闻嗅鼠尾草精油则能明显降低焦虑症患者的心率。此外，闻嗅柠檬精油对改善阿尔茨海默病患者的记忆力和情绪具有积极作用。

英国萨塞克斯大学的研究人员发现，闻嗅柠檬精油（已知可促进白细胞生成并增强免疫力）会改变你对自己身体的感觉，让你感觉更瘦、更轻。换言之，部分气味具有影响人类情绪的力量。

这些有浓郁香气的树木和香草在野外大量生长。我最近在马赛附近的海岸徒步旅行中，发觉身边大片的薰衣草、鼠尾草、百里香和迷迭香随风摇曳，香气令人迷醉。后来，当我在西班牙的内华达山脉散步时，野生罗勒和茴香成了我新的芳香伴侣。这两次远足都给我留下了深刻的印象，我把这归功于沁人心脾的芳香，以及某些精油帮助人增强记忆力的功效。

植物在热天或雨后（尤其在倾盆大雨后的热天）会散发出浓郁的香气。你也可以在走路时用手指摩擦它们的叶子、浆果、花瓣，或者掰断一根枯枝（如杜松的松枝），直接闻它们的香气。嗅觉细胞每 1 ~ 2 个月就会更换一次，所以不要白白浪费。

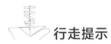 **行走提示**

寻找富含芳香植物的地区：在地中海山丘上，有着长满草药（如薄荷）的小径、松林、风信子林、小溪和潮湿河岸。在城市中，寻找树木繁茂的公园，还有正规的玫瑰花园或香草花园。

缓步慢行，周期性地闭上眼睛，用手捂住耳朵，把注意力转移到鼻子上。

吸进一种气味后，立即慢慢呼出：当它在"返程"经过嗅觉传感器时，气味会被放大。

如果直接闻一朵花的气味，就可以使用调香师的技巧，连续短而浅地闻几下（让嗅觉感受器充满气味分子）。

天气温暖的日子是最好的——许多花在昆虫多的日子里会释放更浓郁的香味。

想要闻城市的味道，可以参阅"第 11 周：散步，也把'青梅'嗅"。

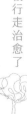

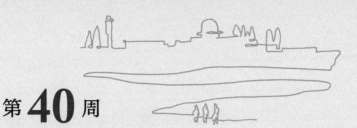

第**40**周

雪里山前水滨，
唯爱你朝圣者的心灵

1953 年的第一天，一位后来被称为"和平朝圣者"的女士离开了家，开始了漫长的徒步旅程。她身着一件印有"为和平徒步25 000千米"字样的海军束腰外衣，背包里只装有一套换洗衣物、一把牙刷和一把梳子，没有一分钱。事实上，自那时起，这位和平朝圣者再也没有使用或携带过金钱，也没有回归寻常生活。她每天步行40千米，穿越美国、加拿大和墨西哥，无论是黑夜、烈日、大雪，还是暴风雨，她都坚持不懈地行走。在人生的最后28年里，她一直在徒步。她是从哪里获得了如此巨大的精力、毅力和勇气呢？她认为是上天的恩赐，并将她的身体健康归功于深厚的精神修养。

朝圣作为一种提升自我修养、徒步进行的精神之旅，已经有数世纪的历史了。早在 1300 年，每天就有 3 000 名朝圣者抵达罗马。在日本，关于朝圣的文字记载可以追溯到平安时代（794 ~ 1192 年），朝圣对很多女性而言是唯一一次离家的机会。

在过去几十年间，寻求精神滋养的朝圣者再次活跃起来。他们希望每天沿着古老的朝圣路线行走，追求比自我更伟大的事物。在 2019 年，有 35 万朝圣者抵达了西班牙的圣地亚哥－德－孔波斯特拉，200 万人前往麦加。每年，全球有 33 000 万人参与朝圣活动。

然而，朝圣不一定要走很长的路。中世纪时期的朝圣者玛格丽·肯普（Margery Kempe）就非常支持"微型朝圣"——朝圣路线不超过 3 千米。

朝圣和散步有什么不同呢？其一，朝圣需要一个有意义的目的地。在过去，这个目的地通常是一个神圣的地方，但现在，它可以是一棵古树、一个受人尊敬的画家或建筑师的故居、一个有着特殊回忆的地方，或者是一株稀有兰花的所在地。其二，朝圣前需要有一个明确的意图，比如简单地规划一天的工作或睡前清空大脑，也可以更深入，更具反思性和挑战性，比如想出一个你需要解决的问题的方法，或者对某件事情表示感恩。

朝圣不必遵循传统的朝圣路线。我最重要的朝圣路线是沿着我父亲在生命的最后一天漫步的海滩行走。正如盖伊·海沃德（Guy Hayward）博士告诉《卫报》（*The Guardian*）的那样："在朝圣之旅中，你切切实实地走在一条有形的道路上，有一个明确的目标（你的目的地），有一种具体的方式（行走）。简单……或许就是找到内心方向的秘诀。"

简单就是好事。但是，你有没有可能在朝圣中体验到某种精神上的超越？圣地亚哥－德－孔波斯特拉朝圣专家南希·弗雷（Nancy Frey）坚信"当朝圣者开始行走时，有几件事情会发生……他们对时间的感知会不断变化，身体感官会越来越敏锐，对自己的身体和沿途的风景也会产生新的认识"。弗雷观察到朝圣者与周围的环境有着深厚的联系，产生了"强烈的此时此地感"。

在美国耶鲁大学和美国哥伦比亚大学合作的一项研究中，研究人员发现，精神体验涉及"感知上的显著转变，减小了压力对人的影响"，从而验证了早期关于精神体验能提升韧性，帮助人们快速恢复的观点。

近年来，许多研究调查了信仰对身心健康的影响。一些研究发现，有信仰的人对生活的满意度更高，幸福感更强，有更清晰的目标和更强烈的意义感，心怀更多的希望，有信仰会让人感到乐观，并减轻抑郁和焦虑。更不可思议的是，一些报告指出了修行与长寿存在关联。其中一份报告的作者马里诺·布鲁斯（Marino Bruce）副教授阐述了这种感觉：

> "你不是一个人活在这个世界上，你是比自己更强大的力量的一部分。坚信这一点，你就有信心解决生活中的问题。从生物学上讲，如果你通过修行减轻了压力，那就意味着你患高血压、糖尿病或其他增加死亡率的疾病的可能性减小。"

信仰对人的积极影响也可能是神经递质复杂混合的结果。2008 年的一项研究将信仰对人的积极影响与多种神经递质（包括多巴胺、褪黑素、内啡肽和堪称"快乐传递员"的血清素）水平的升高联系了起来。出体体验（out-of-body experiences）会触发某些生理过程，或者某些生理过程会触发出体体验——认可并接受这个生理学角度的解释，并不会破坏出体体验，反而会照亮信仰者的天空。

无论你的信仰是什么，在朝圣之旅中，成千上万曾经与你走过同一路线的人，还有那些目前就在你身边行走的朝圣者，都在"陪伴"你，这可能给你带来一种来自集体的慰籍，而这种感受是其他的行走方式所没有的。

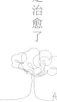

我被行走治愈了

朝圣的时间可能很短，也可能很长，比如传统的朝圣路线通常需要匀速行走多日，也就是说，朝圣行走者需要耐力和毅力。丽莎·莫斯科尼在她的著作《她大脑》(*The XX Brain*)中写道，这正是女性擅长并能从中受益的运动。"女性拥有慢肌纤维、可调节血糖的雌激素和密度更大的毛细血管。"她解释道，这种强大的组合意味着女性能有效地利用葡萄糖。这种组合还能帮助女性的血液在肌肉组织中持续 1 小时又 1 小时地循环。莫斯科尼认为女性的耐力更强，还说："大多数女性需要进行长时间的低强度运动，以促进新陈代谢，优化有氧健身的效果。"而"长时间的低强度运动"正是女性长时间走路之时正在做的事情。

 行走提示

　　克莱尔·高格蒂 (Clare Gogerty) 在她 2019 年出版的《步道之外》(*Beyond the Footpath*) 一书中建议朝圣者写一本朝圣日记，认识沿途的动植物，并且关掉手机。

　　对那些想独自行走，但又想偶遇伙伴的人而言，走朝圣路线是一个很好的选择。在像"冈斯特拉的圣地亚哥之路"这样的路线上，朝圣者往往会结下伴随一生的友谊。参阅"第15周：独自去吹风"和"第42周：饭后百步走"。

第41周

信步随芳草，
迷途识津渡

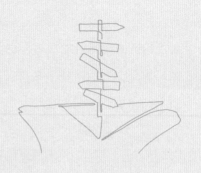

1955 年，法国理论家居伊·德波（Guy Debord）创造了"心理地理学"和"漂移"这两个术语，用来描述为了研究人对景观的心理反应而进行的城市漫步。与"第25周：有目标的行走"或"第40周：雪里山前水滨，唯爱你朝圣者的心灵"提到的行走方式相反，漂移要求人迷失在环境中，进行没有意图或计划的漫步，拥抱城市中被遗忘的角落。

我经常在我的家乡伦敦漂移，这并非因为我是一位心理地理学家，而是因为我喜欢迷路的体验。我喜欢它带给我的陡然惊醒的感受，就像往我的大脑中直接倒了一杯浓缩咖啡然后充分搅拌一样。当我迷路时，我会看到新的风景和地标，倒逼大脑像小学生一般赶紧打起精神，记录接

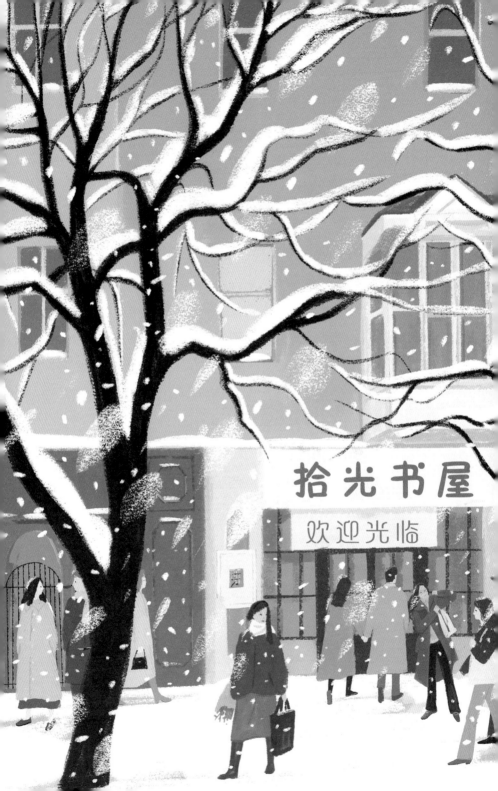

收的信息，与周围环境互动。大脑喜欢新鲜事物。面对新的或不同的事物，大脑会立即建立新的神经通路，从而增强记忆力和学习能力。

神经学家发现，被称为"黑质"和"腹侧被盖区"的大脑区域（对学习和记忆能力至关重要）会被新图像激活，特别是当这些图像看起来积极向上或令人愉快时。愉悦感和新奇感会触发新神经元的产生，同时奖励给人们一剂多巴胺。

当人们迷路（或感觉自己迷路了）的时候，大脑会迅速反应，激发人们与周围的景观进行互动从而保护人们。这与人们使用手机地图等导航工具时的情况恰恰相反。人们盲目地追随一个小红点时，往往不会注意到自己上方、下方或后方的事物。随着视野"被驯服"和转移，人们忽视了丰富多彩的四周——从历史建筑上建筑师用来展示其个人风格的小装饰，到初展的新叶在阳光下闪耀的微光。同时，人们也失去了进入未知领域、与意想不到的新奇地方撞个满怀的巨大快乐。

迷路会逼着人们开发寻路技能（参阅"第24周：带着地图去行走"）。这对女性而言尤为重要，因为人们普遍认为女性不太擅长空间定位。人类学家伊丽莎白·卡什丹（Elizabeth Cashdan）表示，空间认知能力的差异是已知最大的在认知层面的性别差异。卡什丹研究了世界各地的文

我被行走治愈了

化和其他物种的空间认知能力，她认为空间认知能力与大脑功能无关，完全受文化环境和自信心的影响。有史以来，男性往往在寻找食物和配偶时会走得更远，进入不太熟悉的领域，而女性则被鼓励留在离家更近的地方。由于缺乏实践经验的滋养，女性的定向能力下降，并导致位置神经元和网格神经元萎缩。现在的研究认为空间认知能力与旅行经验有关，与性别无关。换句话说，你在不熟悉的地方花费的时间越多，你的空间认知能力就越好。

更重要的是，人们对大脑可塑性的新认识表明任何人都可以重建神经通路，开发空间认知能力。谢丽尔·索比（Sheryl Sorby）教授的研究发现，无论任何年纪，人们只需进行 15 小时的针对性训练就能够实现这一目标。

空间认知能力也是一个与年龄相关的能力。从青少年时期开始，人们在空间定位方面的能力就开始下降了。就如同其他认知技能一样，寻路能力也需要进行训练。徒步走到迷路能迫使大脑调动所有可用的资源，是增强空间方向感的绝佳方式。

矛盾的是，走到迷路的散步得在有计划的情况下才能发挥最大的效用。如果人们发现自己身处黑暗、危险的地方，或者缺乏食物和水，迷失方向后的感受会很快从兴奋变成恐惧。

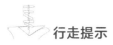 **行走提示**

迷路式行走是了解一个新城市的绝佳方式，但还是要随身携带纸质地图以防万一。

在家门口，或者在很短的公交车车程或火车车程内通常就有未探索的地区。为了充分享受迷路的乐趣，请选择一个安全且适合步行的地方。

建议从早晨开始进行迷路式行走。当光线暗淡时，进入未知的世界更令人不安。

带上纸质地图、指南针、手机（仅在出现紧急情况时使用）、充电器/充电宝、水和零食。

选择合适的同伴（不是每个人都会迷路的）。居伊·德波的建议是，两人或三人组团进行漂移。

当然，一个人漂移更好。迈克尔·邦德（Michael Bond）在其著作《寻路：找路和迷路的艺术与科学》（*Wayfinding: The Art and Science of How We Find and Lose Our Way*）中，敦促人们自己去探索，因为人只有在孑然一身时，才能充分利用自己的定位技能。

德波所说的"漂移"可以是几分钟，也可以是几天，而"平均时间"为一天。想了解更多信息，请阅读德波的《漂移理论》（*Theory of the Dérive*）。

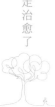

我被行走治愈了

第42周
饭后百步走

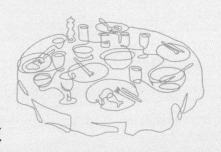

为何有那么多人以为餐后运动有害健康？我自幼便受到祖母的教导：餐后适当休息，有助于消化系统更好地工作。她告诫我，餐后运动可能导致胃痉挛、消化不良，甚至更严重的后果。因此，几十年来，我在餐后几乎不动。吃得越多，我就越克制自己不运动。我不但自己遵循祖母的建议，还以母亲的身份花费大量时间规劝不听话的孩子，要他们在餐后老老实实坐好。我解释说，享用美食之后得尽量不运动，这对保持健康至关重要。

40多年后，严谨的科学研究才成功打破了"餐后不运动"的迷思。事实恰恰相反，餐后轻度运动有良多益处，在预防便秘、降低血糖水平等方面皆表现出色。其中，散步堪称最理想的温和运动方式之一。餐后出门溜达溜达吧，抑或随心所欲漫无目的地游走吧。

更关键的是，吃得越多，身体越需要在餐后进行散步。

令人欣喜的是（对那些不喜欢长时间行走的人而言），仅需散步 10 分钟即可减轻因过度进食导致的血糖水平波动。

说到消化，运动有助于消化食物。《肠道》(*Gut*) 杂志上的一项研究成果显示，适度的运动能大幅缩短排便时间，同时保持排便频率和粪便重量不变。换言之，运动有助于保持身体机能正常运转，降低便秘的风险。另一项研究发现，中年慢性便秘患者每日散步 30 分钟便能减轻许多便秘症状，减少"紧张"的时间，让大便更柔顺，降低"不完全排便"的发生率，并加速肠道内的消化过程。

餐后散步不仅对消化系统有积极的作用，还有更多健康益处。2016 年的一项引人瞩目的研究发现，相较于在一天中的其他时段，餐后散步能更有效地调控血糖。在该研究中，研究人员探索的是 2 型糖尿病患者在餐后散步 10 分钟与在其他时间散步 30 分钟相比效果有何差异。研究成果显示，散步（尤其是餐后散步）时间较短且频繁，相较于在其他时间散步 30 分钟，更能降低血糖水平。值得注意的是，晚餐后散步 10 分钟的降血糖效果尤为显著。与日常散步者相比，晚餐后散步者的血糖水平低 22%。新西兰奥塔哥大学的研究人员因此大胆提出，餐后散步有助于降低 2 型糖尿病患者对注射胰岛素的需求。近期的一项 Meta 分析证实了这一观点，作者们赞同"餐后运动对降低餐后的血

我被行走治愈了

糖水平具有正面影响"。

　　你即便不是糖尿病患者，也能获得餐后散步带来的益处。在享用丰盛佳肴后，没有患糖尿病的人血糖水平亦会飙升。大多数人会在晚餐时食用较多主要成分为碳水化合物的食物，如意大利面、比萨、土豆、米饭或面包。此外，随着夜幕降临，人们往往会落入沙发的陷阱（或早早倒在床上堕入梦乡）。然而，无论天气状况如何，人们都应坚持散步。

　　正如有助于加速肠道中废物的排出，餐后散步同样也会促进进食所摄入的营养物质的有效输送，确保关键的维生素、矿物质等营养素顺利抵达各自的目的地。你可以将餐后散步视为在锈迹斑斑的轨道上滴润滑油，因为这有助于食物及其所含营养物质在体内的输送过程畅通无阻。

　　自从开始尝试晚餐后散步（有时与亲友同行，有时独自漫步），我很快就体验到了一系列附加的益处。首先，我的饮酒量得以适度控制。因为要外出，斟满酒再无必要。其次，我对桌上剩余食物的兴趣减弱了——鉴于即将进行户外活动，我不再贪食。再次，散步过后，我的精力恢复了，回到家中更能集中注意力，更乐于阅读，而非仅仅瘫坐在沙发上。最后，我的睡眠质量得以改善。这或许是因为傍晚昏暗的环境促进了褪黑素的分泌（关于光线、黑暗与昼夜节律的更多信息，请参阅"第 10 周：莫道君行早，更有早行人"），或许是因为散步时的呼吸节奏让我心情平静（参阅"第 51 周：行到水穷处，禅在云起时"）。

关于晚间散步的时间长短，你大可不必过于拘泥。奥塔哥大学的研究人员建议每次散步 10 分钟即可。此外，其他研究亦表明，在降低血压方面，分三次进行 10 分钟散步不仅有助于降低血糖峰值，还可能更有效地降低血压。

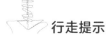 **行走提示**

当你在餐后感到不适时，请等待片刻再散步。

没有必要在吃完一顿大餐后大步行进：这是散步，而不是快走。

请注意步态，确保从臀部向上抬起。在进食完毕后，你应避免弯腰驼背。

想晚餐后在昏暗的灯光下漫步？请遵循"第 34 周：月满如飞镜，曾照彩云归"和"第 46 周：夜幕下漫步"中对夜间散步的建议。

第43周
伴行共度悠长路

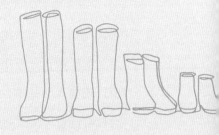

几百年来，马蹄声、狗吠声、牛鸣、猪哼、鹅啼，各种声音众妙毕集，回响在威尔士的山坡上。独具特色的是那些负责将大批牲畜赶往伦敦的人们（偶尔有女性）沿途发出的尖声叫喊。300多千米的路程或许漫长而艰辛，但从不孤单。车夫们结伴而行，周围方圆数千米内的人均可听闻他们的声音。陪伴他们的徒步者有数十名——有前往伦敦学艺的少年、有为佣的少女、有探访亲友的妇女，还有牛贩子和追求冒险的富家子弟。熙攘的人群和牲畜在这片土地上曲折前行，共进餐，共入眠，共前行。我读着车夫及其同伴的故事，不由回想起记忆中多人一起行走的乐趣。

人类学家蒂姆·英戈尔德（Tim Ingold）与乔·李·维冈斯特（Jo Lee Vergunst）将步行誉为"一种深刻的社会行为"。在历史的见证下，游行、庆典、徒步旅行、朝圣等活动犹如威尔士人的赶车徒步一般，为人们提供聚集的场合，绵延数百年。集体行走能带来安全感，激发交流的欲望，改善人际关系，巩固友谊。缓慢的节奏赋予了这项活动独特且无可比拟的包容性。

独自行走或许更便于进行反思（参阅"第15周：独自去吹风"），然而，集体行走满足了人类其他的基本需求。人与人的互动能激发身体产生一系列令人愉悦的化学物质，比如多巴胺和催产素，这样的神经递质会保护人们。心理学家苏珊·平克（Susan Pinker）表示："这是疫苗一样的存在……过去如是，未来亦如是。"她强调，即便是简单的握手，也能让人的身体和大脑充满催产素，瞬间减轻压力和焦虑。近年来，社交的重要性日益凸显。不仅有许多坊间证据，更有数百项学术研究表明，良好的人际关系意味着更健康的生理、心理和认知功能，以及更长的寿命。

孤独所带来的负面影响已得到众多研究的佐证。大量研究表明，孤独与抑郁、焦虑存在密切关联。2020年的一份报告指出，孤独的年轻人患抑郁症的风险为常人的3倍，且抑郁的症状可能持续多年。此外，其他研究亦表明，孤独感与健康状况不佳息息相关。孤独者更容易患阿尔茨海默病、心脏病及中风等疾病。部分专家甚至认为，孤独对健康的危害程度与吸烟、空气污染及肥胖相当。

然而，为何要结伴而行呢？研究证实，集体行走能改善参与者的健康状况，有助于减重，降低身体质量指数、血压、胆固醇水平（及其他指标）。尤为重要的是，集体行走时团队队员的退出率相对较低：组队行走时，人们会相互支持。

集体散步的突出优点在于，成员的心理健康状况得到了显著改善。一项涵盖 1 843 名参与者的研究显示，定期参与集体散步的人在压力和抑郁感方面呈现出"统计学上显著"的减轻，同时许多人也表明有更强烈的满足感。那么，为何与他人同行会让人感到更愉悦呢？

人类学家泰莎·波拉德（Tessa Pollard）和斯蒂芬妮·莫里斯（Stephanie Morris）认为，集体散步这种共同经历能将单调的健身活动转变为多彩的社交活动。他们的研究成果显示，人在与他人共同行走时，能够体会到社会联系、接纳感、归属感和安全感。在一定程度上，缓慢的行走节奏、协调一致的行进，以及无须眼神的交流，营造出了一种轻松的亲密氛围，让秘密、思想和观念的分享变得更顺畅了。

此外，集体散步增强了人类学家所说的短暂社交能力，而这种能力的提升现在被认为是集体行走主要的益处之一。

当人融入人群时，随着转弯或行走路线的调整，人们或开口交谈，或悄然同步前行，在两种模式之间切换自如。这种陪伴方式独具特色，与绝大多数社交场合都不一样。波拉德解释说，这"塑造了一种短暂且轻松的社会纽带"，令人备感放松。

集体散步之所以令人感到振奋，还有其他原因。波拉德指出，集体散步所带来的愉悦并不仅仅源于成为群体的一员，"这种归属感实则延展到了我们所漫步的景观本身"。当你行走在城市或乡间的土地上时，你以一种非常感官化的方式与之产生紧密联系——你聆听、嗅闻、触摸，甚至品味。与他人共享这一体验能够增进人与人之间的默契，以及人与景观之间的联系。此外，你在散步过程中与他人分享的成就、好奇、惊喜甚至是寒冷、饥饿的感受，亦深化了这种归属感的内涵。

波拉德与莫里斯的研究关注到了英格兰北部贫困地区的女性。她们发现集体散步对那些身处人生转折点的女性具有显著的正面影响（社会学家将这些转折点称为"人生进程的中断"）。在这些关键的人生节点上，集体定期散步往往是至关重要的精神支柱，让步行者得以平静、坚定和勇敢地面对挑战。

"走路"（walking）与"说话"（talking）除了在英文

发音上的相似性外，还有更多共性。作家比尔·布莱森在《人体》(*The Body*) 一书中推测，人类是在发展沟通技巧的同时进化成双足行走生物的。他认为，在猎杀大型生物时，人类的交流能力与行走能力同样至关重要。此外，进化生物学家丹尼尔·利伯曼指出，数千年前直至现今，部分部落依然采取群体觅食、成对狩猎的生活方式。或许人们对行走与说话并行的热爱早已深植于基因之中。

因此，不出所料，研究表明，相较于城市环境，集体漫步在自然环境中的成效更显著。研究人员发现，徜徉在大自然中对心理健康具有重大影响。一项研究解释称，这并非万能的良方，而是助力恢复的基石。

在一项涉及澳大利亚 1% 成年女性的研究中，团队徒步旅行被普遍视为心理调适和"情感救赎"的契机，获得群体归属感与欣赏自然景观具有同等的重要性。在澳大利亚丛林中集体徒步不仅能确保人身安全，还能增进彼此间的友谊，这种友谊往往能够持续多年。研究中的许多参与者都报告了显著的益处：徒步旅行结束后，她们深信自己成了"更好的人，更出色的母亲和妻子"。

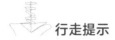 **行走提示**

神经科学家丹尼尔·莱维廷强调，徒步旅行、探索新环境和结识新朋友有助于保持大脑年轻、有活力——集体徒步度假则能将这三者有机结合。

你可以根据健康状况加入相应的步行小组；医生和相关机构也可以给你提供类似的建议。

许多慈善组织热衷于组织团队式远足或徒步旅行活动，你可以参与这些机构组织的公益徒步活动。

来一次朝圣之旅，它往往是社交漫步的典范。参考"第40周：雪里山前水滨，唯爱你朝圣者的心灵"。

是与他人同行，还是独自前行呢？面临这样的抉择时，你可以听取科学记者佛洛伦斯·威廉姆斯（Florence Williams）的建议："当你陷入沮丧或焦虑情绪，在大自然中集体漫步能够疗愈心灵……若你想要寻求生活困境的解法、进行自我反思或激发创造力，独自出行或许是更好的选择。"

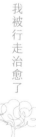
我被行走治愈了

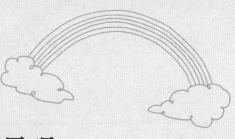

第44周
寻找壮美景观，
塑造更好自我

2014年盛夏的一个午后，我在波西米亚的岩洞中漫步。突然间，一场意想不到的风暴袭来，天空乌云密布，沉闷厚重的空气中似乎充满了电。一道道银色的闪电划过天空。在令人毛骨悚然的闪电下，巨大的苍白的岩石闪烁着、颤抖着，岩石上的苔藓接缝泛出微光，宛如魅惑的精灵。这是一个令人着迷的时刻，我的脑海里一片空白，但又似乎并非空白，因为我的思绪被一种难以名状的感受攫住了。后来我才知道，在那段奇怪的醉人时光里，让我着迷的感受有一个名字：敬畏。

人们都有过这样的体验：面对一个神秘莫测、令人心醉的壮美景观，备觉不可思议，深受震撼。壮丽的夕阳，初次目睹的大山，猝不及防映入眼帘的瀑布——每个人的

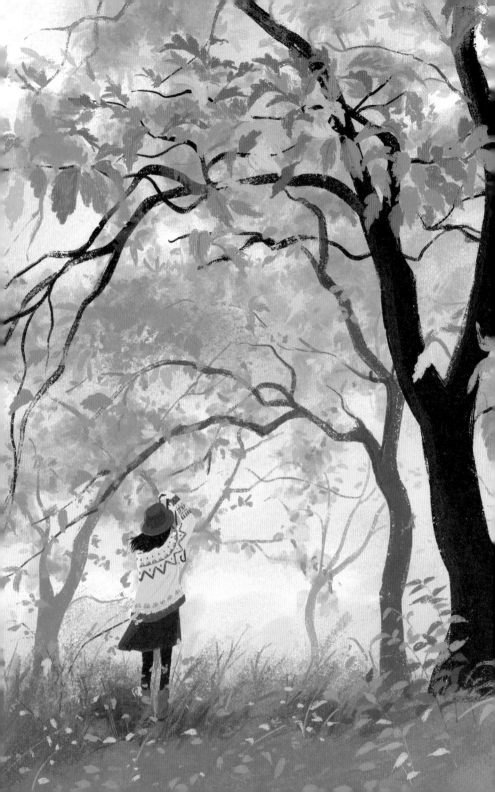

内心都存有这些记忆，它们往往以异常清晰的形态反复浮现。这些经历或许会深深触动人们，甚至改变人们的生命轨迹。对一些人而言，这些时刻在精神层面具有重大意义。这样的时刻往往出现在人们外出游玩的过程中，而人们当时对景物的反应往往带有恐惧或怀疑的色彩。

这并非一个新现象，因为数百年来，诗人和哲学家一直在记录壮美景物的力量。最近，敬畏是科学研究的主题。在几所大学里，神经学家和心理学家正孜孜不倦地在实验室和野外环境中研究敬畏之情对人们的影响，并取得了颇具吸引力的成果。

敬畏到底是什么呢？心理学家米歇尔·盐田（Michelle Shiota）将其阐述为一种无须刻意努力即可进行的正念（与冥想不同）和令人兴奋又意想不到的体验，这种体验让人感到自己更卑微、更渺小，同时能在某种程度上改变人。在早期实验中，盐田注意到敬畏不是通过微笑来表达的，而是通过轻微的震惊表情来表达的——睁大眼睛、扬起眉毛、下巴下垂。她还发现，令人敬畏的场景会改变观察者的大脑。在一系列实验中，研究人员把参与者置于一系列场景中，然后要求他们对一篇书面作品进行评论。结果显示，心生敬畏的人表现出了更强的分析能力和更严谨的思维过程。其他研究亦证实敬畏有助于增强认知处理能力。

梅拉妮·拉德（Melanie Rudd）教授认为，敬畏能增强人的时间观念，让人能够更好地集中注意力。拉德想知道这种更集中的注意力是否可以解释敬畏与更强的认知能力的关联。在引导人们心生敬畏时，她发现相较于未产生敬畏感的人，心生敬畏的人的时间压力和不耐烦的情绪更轻。

与此同时，另一位心理学研究者达谢·克尔特纳（Dacher Keltner）想知道敬畏还会如何改变人。他的实验表明，在面对令人敬畏的场景时，人会表现出更强烈的谦卑、好奇、幸福与利他主义情感。在某一实验中，克尔特纳发现，相较于观察建筑物的人，那些凝视令人敬畏的树木的人更可能捡起故意掉落在地上的钢笔。后来的实验发现，敬畏增强了归属感，让参与者感到彼此之间的情感联系更紧密，能够更好地应对事物的不确定性。

最有趣的实验是珍妮弗·斯黛拉（Jennifer Stellar）博士进行的。斯黛拉将参与者置于一系列场景中，随后采集他们的唾液样本，检测一种名为"白细胞介素-6"的促炎性细胞因子的水平。这种细胞因子与众多慢性炎症疾病和抑郁症密切相关。研究结果出人意料。斯黛拉发现，敬畏感最强烈的参与者白细胞介素-6的水平也最低。相较于其他积极情绪，惊奇更能改善身体健康。她在报告中写道："敬畏是降低促炎性细胞因子水平最准确的预测指标。"

因此，"敬畏行走"（一种短时间的、接受一定引导的散步形式，步行者的注意力会被引导到醒目的树木、云层或湖泊上；如果在城市中进行，行走者的注意力就会聚焦于壮丽的建筑或城市风光）为什么存在就毫不奇怪了。研究发现，相较于无引导的步行者，参与有引导的敬畏行走者在 8 周后情绪更积极。更重要的是，这种效应有累积性，这意味着在行走过程中，人产生的敬畏感越强烈，幸福感就越强烈。

人人皆可自行进行敬畏行走，无须导游的指引。你所要做的就是关掉手机，激活感官，并注意到几乎每次散步都会出现的迷人事物，诸如地衣、苔藓、昆虫、叶片上的雨滴等细微之处。每个人均可培养自身对奇迹的敬畏感、惊奇感。

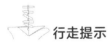 **行走提示**

脑海中浮现出任务清单时，请暂时将其搁置，瞩目远方的天际线，闻嗅空气，聆听世间天籁。

研究发现，景物的新颖性是产生敬畏感的关键要素。因此，建议你尝试在陌生场所行走、倒退着走（参阅"第 49 周：反向行走，别致风景"）、漫步在满月下（参阅"第 34 周：月满如飞镜，曾照彩云归""第 46 周：夜幕下漫步"）、赤足行走（参阅"第 29 周：赤足更逍遥"）。

在日常行走中，体验新鲜事物并非特别困难。大多数人并不会留意天空，但云彩的变幻往往呈现出令人惊叹的美景。

使用双筒望远镜或放大镜更容易发现微小却引人入胜的细节。

阅读自然学家和自然作家的著作，它们能够引导你关注那些容易被忽视的神奇与壮丽的美景。知识并非与神秘对立，反而会拓展神秘的边界。

2019 年的一项研究成果显示，在自我评估和朋友评价中有"好奇心较强"评价的人更容易发现壮丽美景。可通过探寻灵脉（参阅"第 21 周：好奇心助力，访灵脉古迹"）来培养好奇心。

第 **45** 周

工作行走两相宜

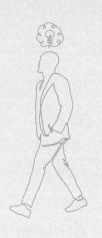

5 年前，我一度濒临割舍作家与研究员工作的绝望边缘。由于下背部疼痛，我无法长时间保持坐姿——若无法久坐，工作又如何进行？昂贵的物理治疗与整骨疗法均不奏效，价格不菲的矫形座椅已损坏，背部强化运动计划亦以失败告终。因为仅在行走时方能摆脱疼痛，所以我有了转型的打算，想改行做徒步导游。就在那个时候，我翻阅了一本杂志，看到了一张维多利亚·贝克汉姆（Victoria Beckham）在跑步机上的图片。这绝非一台普通的跑步机。贝克汉姆夫人身着优雅的高跟鞋与别致的长夹克站在跑步机办公桌上。

这一下子激起了我的好奇心，但也让我感到疑惑：她不会摔倒吗？这种设备贵得离谱吧？偌大一个跑步机办公桌，应该摆放在哪儿呢？然而，更困扰我的在于：边使用笔记本电脑边走路，会对身体、大脑和写作产生怎样的影响？1 年后，饱受下背部疼痛折磨的我，买了一台跑步机办公桌。

工作时走路相较于久坐，必然会消耗更多的热量。在办公时以每小时 2.5 千米的速度稳定行走相较于静坐办公能多消耗 5 倍的热量。在有跑步机办公桌的工作环境中，人们平均每日可多走 2 000 步。

工作行走（有人称之为 "deskercising"，意为 "办公桌健身"）对生理健康具有一定的积极影响。原因很简单，这让人们把久坐的时间转化为积极活动的时间。研究发现，进行办公桌健身可以减轻体重、减少脂肪，缩小臀围和腰围，降低总胆固醇、血糖和胰岛素水平，并且降低血压。

研究发现，使用跑步机办公桌不仅会对生理健康产生积极影响，还会增强短期记忆力和注意力。2015 年的一项研究中，研究人员要求两组参与者阅读一份冗长的纸质文件和一系列电子邮件。其中一组在跑步机办公桌上进行阅读（速度设定为每小时 2.25 千米），另一组则在传统办公桌上阅读。研究人员通过在参与者头皮上安装电极，监测他们在阅读过程中大脑的电活动，即脑电图测试。40 分钟后，两组参与者被询问关于纸质文件和电子邮件的内容。结果显示，在跑步机办公桌上阅读的人记忆力表现更佳，他们相较于静坐的对照组能记住更多阅读过的内容。

在跑步机办公桌上工作的人感到自己的注意力比以往更集中，这意味着他们在处理手头任务时更专注。那么，他们是否真的更专注了呢？脑电图测试结果表明，这些人大脑中与记忆和注意力相关的区域格外活跃。其他报告也证实边走边工作可以增强人的视觉工作记忆（负责接收信息以便进行决策的记忆），同时降低犯错率。

这还不是所有与工作行走相关的研究。早些时候，美国明尼苏达大学对 40 名办公室职员做了一项追踪研究。研究成果显示，在使用跑步机办公桌一年后，这些职员的工作效率和创造力均有所增强。首席研究员阿夫纳·本－内尔（Avner Ben-Ner）博士将其归因于大脑血流量增加，并补充说：“如果你瘫坐在椅子上，你的大脑就不会从中得到多少好处。”

本－内尔的发现与斯坦福大学的一项实验结果一致。在这项实验中，研究人员对办公室职员进行了发散性思维能力测试——首先是坐在桌旁，然后是在跑步机办公桌上走路。结果显示，相较于静坐状态，81% 的参与者在工作行走时，创造性的表现更出色，产生的想法更丰富。

体育活动与发散性原创思维的关联已得到充分证实。众多研究表明，运动能够激发创造力，孕育更多、更优质的创意。在沙恩·奥马拉（Shane O'mara）的《我们为什

237

么要行走》（*In Praise of Walking*）一书中，作者认为："我们能在运动中达到更具创造力的状态。"他推测，行走不仅让大脑处于更优的生理状态，而且疏通了整个大脑，包括在"遥远的角落"中的神经网络。随着神经网络和神经通路的疏通和建立，人们可以"放大"和"缩小"思想、记忆和感受——利用多种经验，建立新的联系，促进横向思维的发展。

现有研究表明，运动可以进一步增强创造力。日本2020年的一项研究中，63名女学生被要求针对报纸的用途提出自己的想法。研究分为两组，一组以自由、流畅的方式摆动手臂，另一组按照一定的角度摆动手臂。实验结果表明，自由摆动手臂组的学生创意更多。研究作者总结道："自由摆动手臂产生的流动性有助于提升创造性、流畅性。"基于此，建议你大胆尝试"第2周：改善步态"所述的改善步态的方法（如摆动手臂），以激发创造力。

在跑步机办公桌上工作后，我变得更有创造力、思维能力更强了吗？坦白说，我不知道。然而，有一点我可以确定：长期困扰我的背部疼痛已不复存在。我没有转行做导游，仍在从事研究和书籍撰写工作——大部分工作都是在我的跑步机办公桌上完成的。

行走提示

进行办公桌健身需要一段适应的时间，这种办公方式或许并不适用于所有人。然而，我仍积极建议雇主们考虑采购跑步机办公桌。

购买跑步机办公桌之前务必进行实地试用，确保所选桌子具备全面的可调节功能，且尺寸合适，能够满足你的实际需求。跑步机办公桌又大又重，所以要谨慎选择摆放位置，避免放在阳光充足的窗户旁和过于温暖的空间中。

开始时要慢一点。大多数办公桌健身的步行速度在每小时 1 ~ 2.5 千米。

一旦适应了跑步机办公桌，你就可以根据任务的不同调整步行速度。阅读时，我会将速度提升至每小时 3.5 千米；打字时，速度需要放缓至每小时 2 ~ 2.5 千米；思考时，我会进一步降低速度至每小时 1.5 千米。

穿插使用跑步机办公桌与传统办公桌。根据具体的工作选择办公桌。

用不了跑步机办公桌？可以考虑组织步行会议和头脑风暴漫步。尽量多在走廊、人行道或停车场散步。玛丽·奥佩佐（Mary Oppezzo）表示，即便是时间很短的散步，也能"让思想自由流动"。她的开创性实验还发现，要想达到最佳效果，散步应安排在户外进行。

239

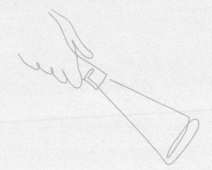

第**46**周
夜幕下漫步

1994年，一场地震导致洛杉矶停电，整座城市陷入黑暗。居民们惊恐不安，纷纷致电当地急救中心——并非因为房屋倒塌，而是由于夜空中出现了"奇特的外星人"，许多目击者将其描述为"巨大的银色云"。事实真相是，忐忑不安的洛杉矶居民平生第一次看见了银河系。

与此同时，在地球另一端，一位澳大利亚妈妈越来越沮丧。迪·韦斯塔韦（Di Westaway）渴望运动，但白天没有自由的时间，于是她做出了一个大胆的决定：与几位闺蜜共同开展夜间徒步活动。在准备好头灯后，韦斯塔韦和朋友们开始了每周一次的团体活动，深入澳大利亚的丛林之中。起初，这 3 小时的徒步之旅主要是为了运动。然而，韦斯塔韦很快意识到，夜间的探险让她们重新与荒野、静谧，尤其是那浓密深邃的黑暗灌木丛紧密相连。她说，"我们曾经以为，这就只是运动而已。然而，回首过往，享受夜空与黑暗同样至关重要。"

如今，夜间的天空比以往任何时候都更明亮，LED 灯使黑暗的夜空布满了深邃的蓝光。如今，超过 99% 的美国人和欧洲人居住在光污染严重的地区，以至于几乎无法观测到银河系。部分人群长期处于明亮的霓虹灯之下，导致眼睛从未实现日夜视觉模式的切换。

然而，身处黑暗是人类的基本需求。研究表明，身处黑暗的时间不足可能导致抑郁、失眠、肥胖、心脏病和免疫力低下。实验揭示了夜间光线强烈如何扰乱昼夜节律和神经内分泌功能，从而可能加速肿瘤的生长。研究人员比对了夜间灯光的卫星照片与乳腺癌病例地图，发现了令人震惊的现象：卫星照片上夜间灯光越亮的地方，乳腺癌的发病率越高。在夜间足够明亮的社区里，女性患乳腺癌的风险要高 73%。

对人们产生影响的似乎不仅仅是明亮的光线。伊娃·塞尔胡布博士指出："夜间光线即使较弱也会降低大脑的可塑性，干扰正常的神经元结构。"研究人员现在认为，夜间的灯光会抑制褪黑素的分泌，而褪黑素是一种帮助人入睡的激素。睡眠研究员克里斯蒂娜·皮耶尔保利·帕克（Christina Pierpaoli Parker）告诉《国家地理》（*National*

Geographic）杂志，夜间散步"通过激活体内的睡眠驱动器"来帮助人们入睡。正如美国一个前沿医学委员会所告诉人们的那样，很明显，人们需要黑暗来"生存和发展"。

夜间漫步与夜间徒步可以让你重新审视星辉、月光和幽暗，带领你探索熟悉却截然不同的景致，同时根据人类已适应数千年的"光—暗"周期，重新调整你的昼夜节律。

在国际暗天协会等组织的支持下，各国政府已开始确立并划分星空保护区，让人们得以领略璀璨星空的原始魅力。不过，人们无须长途跋涉，也能沐浴在夜空的辉煌之中。光污染越少，夜间漫步与夜间徒步就越自然，步行者目睹流星、彗星等现象的机会也就越大。此外，在黑暗中苏醒的不仅仅是夜空。据海洋生物专家希瑟·布蒂凡特（Heather Buttivant）所言，夜晚是观察潮池活动的最佳时机。带上紫外线手电筒，去观察海藻和海葵发出的熠熠生辉的红、蓝、绿、粉、紫等霓虹色彩吧。

夜间行走存在一定的风险，为确保安全，应选择易于导航、地势平坦且路线明确的地点，尽量减少潜在危险。不要攀爬岩石（除非热衷于探索潮池），不要掉进兔子洞。夜晚相较于白天更潮湿，容易滑倒，须尽量注意。若想观赏星空，应选择视野开阔的荒野，而非林木密集的森林。

初次夜间漫步最好在你熟悉的地方进行。放心，它在晚上会呈现出非常不一样的美丽！在天色尚明之际启程，黄昏时段最适宜，这样眼睛就有时间来适应。如果你打算返回时走同样的路线，那么你在去程中就可以记下沿途的地标，以减小返程时迷路的概率，因为返程时可能光线很暗。

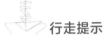 **行走提示**

戴一盏有红灯的头灯，以保护视力。头灯如果有调光开关或设置亮度的功能就更好了。佩戴头灯可以让你腾出手去摸索地图或随身携带的水瓶，头灯还可以在晚上野餐时充当吊灯。不过，使用头灯并不能帮助眼睛适应夜视，因此在不必要的情况下应避免使用。

夜间的气温往往会下降，因此需注意添加衣物。选择抓地力良好的鞋子，以便在观测彗星和夜间生物时不用担心脚下不稳。避免因衣物被钩或被物体绊倒而产生的安全隐患。不要穿宽大的衣服或携带任何可能使你绊倒的东西。

晚上更容易被绊倒，记得携带登山杖或手杖。

出行时，为确保随时随地都能应对各种状况，携带的手机电量要充足，这点至关重要。除非你非常勇敢或非常有冒险精神，否则你最好与一两位伙伴同行。如果想要观赏野生动物，应适度限制伙伴的人数，用肉眼而非头灯进行观察。

在夜晚，如需在黑暗中久坐，应先让眼睛在无压力的状态下适应至少 20 分钟。避免直视过于明亮的光源（如车灯），以免影响眼睛适应黑暗。对眼部适度施加压力（可尝试轻轻按压眼窝）可帮助眼睛适应黑暗，开启夜视功能。

夜视是有难度的，而且人年纪越大，夜视就会越难。你可以经常将手掌罩在眼睛上，让眼睛得到休息，这样可以增强夜视的能力。在昏暗环境中观察物体主要依赖于周边视觉，即关注事物的边缘与侧面，而非其中心部位。

如果你计划在黑暗天空协会认证的地点进行夜间徒步（何乐而不为呢？），建议你在出行前参考相关建议，或在白天先行探路。

在夜晚，声音传播的距离较远。借此机会，你可以倾听那些在白天难以察觉的声音——猫头鹰的鸣叫，远处道路的动静，以及夜间动物忙碌时窸窸窣窣的声音。

携带一瓶热饮或冷饮。

想要观赏星辰吗？购置一副天文观测双筒望远镜，并在手机里下载一款具备天体识别功能的观星应用程序即可。

倾向于参与有组织的团体活动？可在网络上查找有关夜间徒步（有时由野生动物慈善机构组织）的导游服务。美国的天文协会时常举办观星漫步，部分城市还提供"重夺黑夜"漫步活动（有时仅面向女性）。

无论身处何地，皆应放缓步行速度。夜间漫步并不追求步数多，这是一段自在悠游、邂逅惊喜的时光。

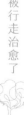
我被行走治愈了

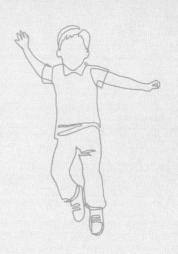

第47周
健步走，
打造超强骨骼

每年，遥远的也门都有一场不可思议的体育比赛。这个惊人的比赛就是扎拉尼克（Zaraniq）部落年轻人的成人仪式。这些人没有去过健身房，没有体育教练的指导，也没有穿着软垫鞋，就能轻松而优雅地跃过一排两米高的骆驼。跳骆驼比赛中的表现体现了扎拉尼克部落年轻人的耐力和力量。

根据进化生物学家丹尼尔·利伯曼的说法，人类天生擅长弹跳——人类的双脚有充满弹性的足弓和助力腾空的跟腱。跑步、舞蹈和竞走皆以双脚交替弹起的形式存在，在移动和抵抗重力的过程中，单脚承担着全身的重量。与游泳和骑自行车不同，这三种运动皆为优良的承重型运动。

经常健步走对保护骨骼非常有效。正如肌肉力量会在

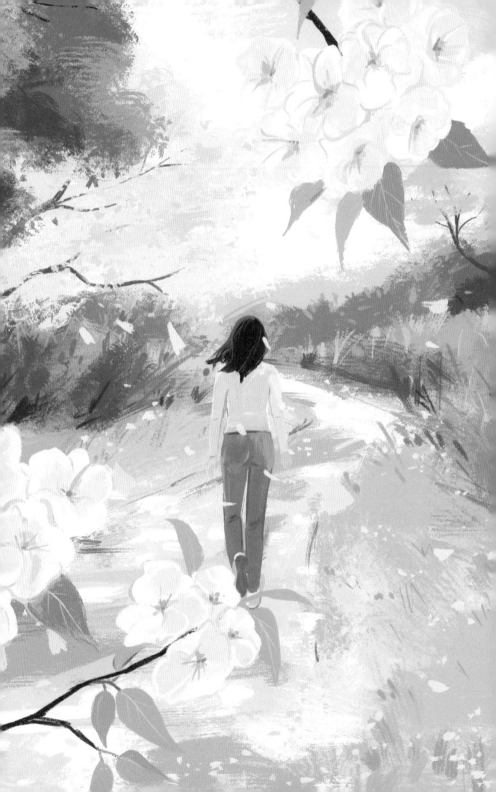

人约 30 岁时开始减弱一样，骨骼健康状况同样会随着年龄增长而变差。遗憾的是，在美国，现代社会中长时间静坐的生活方式所导致的严重骨质疏松及其前兆（骨密度减小）如今已影响到 55% 的 50 岁及以上的男性和女性。骨质疏松一旦发生，骨骼支撑能力就会显著下降：轻微的弯曲或颠簸都可能导致骨折或骨头断裂。

有规律的行走能增大（不仅仅是保持）人们的骨密度吗？答案是肯定的，但前提是人们改变惯常的散步方式。骨骼是一种活性组织，具备自我重建——这个过程即为重塑——的能力。为了让骨骼重塑得更强壮、更致密，足部需要承受因与地面撞击而产生的冲击力。步态正确时，冲击力越大，骨骼的获益就越明显。此外，速度因素亦发挥作用：步行速度越快，足部撞击地面时受到的冲击力就越大，从而对骨骼越有益。

鉴于上述因素，跑步相较于散步更有利于骨骼生长。此外，研究发现，相较于缓步慢走，快走更具成效。在一项覆盖超过 6 万名绝经妇女的研究中，每周至少进行 4 次快走的妇女髋部骨折的风险明显低于那些不走路或走路次数较少、速度较慢的妇女。

如果在行走过程中融入一些跳跃元素，人们将更受益。事实上，跳跃是最理想的运动方式之一。美国杨百翰

大学的研究人员发现，在增强骨骼方面，跳跃几分钟比进行其他运动（包括跑步）更有效。他们还发现，每天跳跃10次，仅需2个月便能显著增大骨密度。其他类似的研究也反映了这一点：跳跃增强了青少年、骑行爱好者、老鼠的骨骼，几乎所有的参与者都从中受益了。值得一提的是，跳绳（即使是无绳跳绳）也具有相似的效果，可在行走过程中作为有益的补充。

跳跃被视为理想的运动方式还有一个非常重要的原因，那就是它可以融入日常行走。当人混淆了动作时——加上方向突然变化——骨骼会做出积极反应，渐渐变得更强壮。从事足球运动或球拍类运动的运动员的骨密度比从事其他运动的运动员（包括长跑运动员）更大。研究表明，混合运动者的骨密度与跳高者不相上下。研究人员认为这是由于频繁的方向转换：进行球拍类运动和足球运动不仅需要向前跑动，也需要向后、向两侧跑动，和跳高一样有停止动作和启动动作。研究人员使用朗朗上口的短语"不对称负荷冲击运动"（Odd-Impact Exercise Loading）来指代混合运动。在日常行走中加入额外的运动，比如跳舞、跳绳、倒着走或跳跃，会把日常行走变成重塑骨骼的壮举。

乡村散步提供了许多跳跃或跨越障碍物的机会。路中的岩石、掉落的树枝、横在路中的水洼和浅浅的小溪都是理想的跳跃障碍物。人们可以跃过水洼或蹦跳着穿过小溪。

在城市散步时，人们可以跃过公园里的花丛，翻过矮墙，登上台阶。

你如果不喜欢在日常行走中穿插跳绳、跨越或单足跳行（不适合体弱者或老年人），那么就保持步伐轻快吧。近期的一项研究发现，每小时 5 ~ 6 千米是帮助老年人保持骨密度的最佳步行速度。为增强骨骼，你可在日常行走中加入身体朝向的变换、回避动作或反向行走（参阅"第 49 周：反向行走，别致风景"），同时保持步伐充满活力。

集体散步、登山、负重行走（参阅"第 43 周：伴行共度悠长路""第 38 周：会当凌绝顶，一览众山小"和"第 36 周：背包一何重，云山千万里"）均能将日常行走转化为增强骨骼的运动，在阳光下进行效果更佳。一项引人注意的研究发现，环境温度较高有助于防止骨质流失，这或许可以解释为何欧洲北部国家的髋部骨折发生率高于南部国家。

行走提示

我建议你在开始和结束健步走之前，先在家中连续跳跃

10 次。

感到跳跃很累？在健步走开始前 1 小时饮用一杯咖啡或许能帮到你。2021 年的一项研究表明，摄入咖啡因有助于增强跳跃能力。实际上，在咖啡因的帮助下，大多数体育运动均能获得减速或加速的效果。

保持轻快的步行节奏很难？你可以尝试每次健步走只提速 1 分钟，或者以树或灯柱为切换点，快慢交替地行走。

和孩子们一起散步。他们会下意识地蹦蹦跳跳，这对他们的骨骼发育有额外的好处，能帮助他们预防在老年时骨质流失。虽然你可能在有生之年无法见证这份关爱，但终有一天，他们会深深感激你。

第48周
空腹可徐行，
减裁一身轻

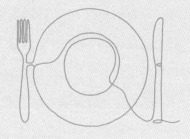

建议在感到非常饥饿时行走似乎有悖于常理。人们通常认为在这种状态下自己更需要食物来补充能量。然而，实际情况恰恰相反。前沿的科学研究发现，清晨在空腹状态下适当地散步能有效提升脂肪燃烧效率，优化胰岛素的分泌，降低患2型糖尿病及心脏病的风险。因此，早餐应在清晨散步之后再吃。仅有一种情况例外：进行长时间、高强度的徒步旅行时。在这种情况下，建议吃营养丰富的早餐以补充能量，而后再开始徒步。

现在的运动学家认为，运动能够调节食欲。运动的频率越高，就越不想食用过量食物。2019年的一项研究发现，与早餐前不运动（或吃早餐后运动）相比，早餐前运动的健康年轻男性白天的食物摄入量明显减少。另一项研究发现，早餐前步行 60 分钟的超重男性所燃烧的脂肪量是早餐后运动者的 2 倍。6 周之后，出现了一个更显著的变化：早餐前运动者能更有效地控制血糖和胰岛素的水平。研究人员指出，空腹运动者的肌肉含有更多的蛋白质，这些蛋白质负责将葡萄糖从血液转运至肌肉中。这意味着他们的身体更健康，工作效率更高。不夸张地说，研究人员认为早餐前运动所带来的变化是"积极而深远的"。

2020 年的一项研究成果显示，在空腹状态下进行低强度运动（比如散步）在燃脂方面尤其有效，低强度运动者燃烧的热量比高强度运动者更多。研究人员指出，炎症是许多疾病（如阿尔茨海默病、癌症）的根源，而早餐前进行低强度运动可能有助于抑制炎症。至于这一现象的原因，研究人员尚无定论，但他们推测可能是脂肪分泌炎症因子，引发了慢性炎症。这一推测使空腹行走的意义超出了减重的范畴。曾打破世界纪录的跨栏运动员、教练科林·杰克逊（Colin Jackson）每天早晨都会空腹行走，50 分钟走 6 千米。

我每天清晨也坚持空腹行走，这已经成为我一天中必不可少的一部分。行走前的准备过程颇为简单：起床后饮一杯水，换上运动鞋，随即出发。而后我轻松愉悦，尽享行走的乐趣。

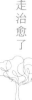

我被行走治愈了

倘若你立志减重，不妨效仿科林·杰克逊，在每日清晨同一时间空腹行走。2019 年《肥胖》（*Obesity*）杂志上的一项研究成果揭示了减重的要义——"习惯和规律"。也就是说，坚持在同一时间行走的人在减重方面更成功。

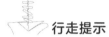 **行走提示**

人们可能需要一定的时间适应空腹行走，习惯较早吃早餐的人尤其需要。从短距离散步开始，逐步增加距离。

怕饿得走不动？建议先吃一根香蕉或适量坚果再出发。

尽管研究表明快走对减重颇有成效，但这项运动并不适合所有人。请在空腹行走前后密切关注自身身体状况或在空腹行走前寻求医生的建议。

第48周　空腹可徐行，减裁一身轻

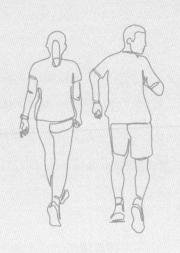

第49周
反向行走，
别致风景

1931 年3月7日，美国得克萨斯州一个名叫普伦尼·温戈（Plennie Wingo）的人以反向行走的方式，来到了沃斯堡的一座牛仔竞技场。温戈身着牛仔服，脖子上挂着一叠广告牌，公开宣布了自己的全球环游计划——用反向行走的方式环游地球。他已经为此练习了6个月，每晚在黑暗中倒着走20分钟，以防他人窃取他的创意。1个月后，他戴着自制的眼镜出发了——眼镜的两侧装有微型镜子，以便他看清行进的方向。他还手持一根结实的棍子以便保持平衡。温戈鲜为人知的故事虽颇具趣味，却也令人咋舌。他自得克萨斯州出发，一路倒退着走到了俄克拉荷马州，然后到了密苏里州，再然后到了伊利诺伊州，每日行进24~32千米。在为期两个月的行程中，他磨坏了 16 副金属趾板。

温戈继续反向行走，先后到达俄亥俄州、康涅狄格州，随后前往波士顿，从波士顿乘船前往德国汉堡。他在一月肆虐的暴风雪中抵达汉堡。而后，他穿越冰天雪地，踏上了前往柏林、德累斯顿和捷克首都布拉格的征程，然后到达罗马尼亚、保加利亚和土耳其，最终被不假辞色的土耳其士兵关入监狱。至此，他克服重重困难，完成了反向行走 11 265 千米的壮举，在吉尼斯世界纪录中留下浓墨重彩的一笔。有人认为，温戈原本很可能在这次疯狂的旅程中丧命。然而，他活到了 98 岁，时常倒着走，并坚信此举"有益身心健康"。

温戈的观点似乎有一定的道理。在过去的几十年里，反向行走已经成为一种非常简单又鲜为人知的改善健康之道。事实上，研究表明，增强正向行走能力的最佳方法即为反向行走。根据 2020 年发表在《大脑通讯》(*Brain Communications*) 上的一项研究成果，反向行走之所以能增强正向行走能力，在于人倒着走路时激活的核心肌肉和下半身肌肉与正向行走时激活的截然不同，而强化这些肌肉有助于整个下半身更高效地运作。

此外，反向行走也可以改善身体的平衡能力和稳定性，从而增强人正向行走的能力。在没有视觉引导的情况下，

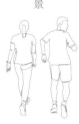

人需要对进入和穿越的空间进行复杂的感知，这样获得的感觉被称为"本体感觉"或"动觉"，甚至被誉为"第六感"。这种感觉基于人体内的本体感受器，即关节、肌肉和四肢中的神经元。它们和感官一道与中枢神经系统互动形成一条令人惊叹的指令链，在纳秒间完成信号传递，经过数百万年的微调，让人能够在行走时消耗最少的脑力。这种错综复杂的指令链每日都会运转无数次——双脚避开突然出现的坑，调整步伐以适应混凝土路面、泥地或沼泽，跃起接球，在昏暗的光线中冲下一段台阶……研究人员推测，反向行走因为需要人采用非常复杂且不常用的运动模式，所以增强了人的本体感觉能力，从而改善了平衡能力，并让感官更敏锐。

研究人员还证实，反向行走对体力的要求更高，与正向行走相比，人反向行走时下半身肌肉的运动更充分。倒着走时，人先用脚趾着地，再是脚跟——这就是为什么温戈总是磨坏他鞋底前部的金属趾板。脚趾着地时，小腿肌肉、臀大肌和股直肌（股四头肌之一）都受到了刺激，比腿向前迈时更"卖力"。考虑到这些因素，反向行走是一种很好的有氧运动，比正向行走能消耗更多的热量。

早期研究揭示，反向行走有助于提升腿部肌肉的灵活性，从而有益于人保持正确的身体姿态。人在走路时，身

我被行走治愈了

体通常会微微前倾。但反向行走可以防止这种情况的出现，会推动人的脊柱和核心肌肉更努力地运转，以便人保持身体直立和稳定，并在此过程中调整骨盆的角度。这或许可以解释为什么2011年的一项研究发现，每周反向行走4次、每次10分钟，仅3周就会减轻腰痛。

　　其他的研究也将反向行走与提升正向步行速度、增大步幅和优化步态联系起来。倒着走时，膝关节和股四头肌的力量得到了增强，这对改善步态具有积极作用（这意味着步态更协调、更流畅、更优雅，走路更轻松、更省力）。因此，反向行走对有运动障碍（如患幼年型特发性关节炎、膝关节炎、中风、帕金森病、脑瘫、多发性硬化症、脊柱损伤、膝关节损伤等）的人群具有很好的疗效。

　　据悉，通过反向行走训练，人在自信心、力量、敏捷性、睡眠质量和情绪方面均有所改善，专注力亦有所增强。一项针对注意缺陷多动障碍儿童的研究发现，在进行反向行走训练10分钟后，这些儿童的注意力集中时间延长了，且后续测验的错误率有所降低。虽然这一结论是否适用于所有人还有待进一步观察，但专注力增强可能是反向行走时注意力高度集中的自然延伸。正如研究人员所述，反向行走有助于"增强注意力"。

　　在研究了这些令人信服的证据之后，我决定亲身体验

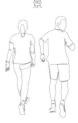

反向行走的感觉。结果真是太令人愉悦了！当我反向移动时，视野变得更开阔。每当我后退一步，周围的空间便随之展现、扩大，在缓缓揭开面纱的过程中，景色越来越神秘。这与"走进风景"的感受截然不同，因为"走进风景"时，眼前的景致可能数小时都不会发生变化。

在反向行走的过程中，由于没有了眼睛的引导，其他感官开始发挥作用。你会敏锐地感知身体在空间中的移动。当你全神贯注于每一步的位置和力度时，你会感受到脚趾对地面的抓力、每只脚的运动过程，以及风儿吹来的方向。在全方位努力保持身体平衡和笔直的过程中，你不能走神，你不能深入琢磨（不进行沉思，不想象戏剧性的情节，也不与他人热聊）。正向行走时，你或许会忽略感知身体的变化而专注地思考。然而，在倒退着行走时，你应舍弃思考，将注意力放在身体层面。

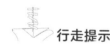 **行走提示**

温戈曾至少两次遭遇脚踝扭伤及骨折，还引发了一起交通事故。因此，你最好选择一个平整、熟悉且无人的场地练习反向行走，循序渐进地练习。如有需要，可寻求他人的指导。

专注于每一步（从细节着手）：以脚趾着地，随后是脚掌、脚跟。尝试在每日的行走中加入短短几分钟的反向行走。

请翻到"第 20 周：享漫步，强记忆"，看看反向行走是如何增强记忆力的。

不穿鞋子（参阅"第 29 周：赤足更逍遥"）可以让人们更充分地感知地形，全方位增强反向行走的感官体验。

学习一门学科很困难？休伯曼实验室的一项有趣的研究发现，花费短短几分钟进行非习惯性的不稳定运动，比如反向行走，会促使大脑释放神经递质，从而提升大脑的可塑性，增强学习能力和记忆能力。需要注意的是，此效果仅在进行不常接触的运动时产生，对经常进行反向行走的人来说，反向行走不具备这种效果。

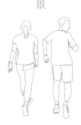

259

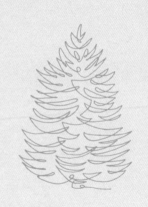

第**50**周

道傍万年松，
人行翠微里

1795年，玛丽·沃斯通克拉夫特（Mary Wollstonecraft）来到挪威。当时的她身无分文、心情郁闷，带着孩子在挪威著名的松林中漫步。在一封致爱人的信中，她写道："我现在元气满满，你很久都没有看到我洋溢着这样的活力了。"她在信中谈论松树和冷杉所散发的"野性气息"，称它们"抚慰了她的心灵"，欢呼雀跃之情溢于言表。沃斯通克拉夫特著有具有开创性的《女权辩护》（*A Vindication of the Rights of Women*），堪称女权主义的奠基人。她坚信，此次挪威之行帮助她"翻开了心灵历史新的一页"。

沃斯通克拉夫特可能是最早记录松树功效的人之一。不过，数个世纪以来，美洲原住民、中国人和朝鲜人早已将松树视为药材，希腊人和罗马人则将松子视为一种壮阳药。现今研究人员绞尽脑汁，钻研唾液检测、血液检测和神经影像结果，试图揭示松树的神奇疗效，也就顺理成章了。我在这里所说的松树包括松科的所有树种，如雪松、云杉、冷杉、落叶松和铁杉。

精油是松树的秘密武器，富含植物杀菌素——一类由树木产生的天然化合物，能保护自身免受动物、真菌及疾病的侵害。人们走进一片松林，嗅到的那份独特树脂香气实际上就是树木的自我防御武器——树木向空气中散发大量植物杀菌素，宛如数百棵树同时喷射气溶胶。

每棵树——确切地说，每一种植物——都能产生独特的植物杀菌素，其中一些已被证实具有抗炎、抗菌、抗氧化等功效（参阅"第19周：漫步林荫间"）。松树分泌的植物杀菌素非常多，森林专家彼得·沃莱本（Peter Wohlleben）甚至认为，松林中的空气是人们所能呼吸到的最清新的空气。

我认为与松树有关的最有趣的实验无关空气质量，而与睡眠质量密切相关。2005年，一批日本研究人员首次揭示了摄入松树的植物杀菌素与改善睡眠质量的关联。他们发现一种名为"α-蒎烯"的植物杀菌素能延长小鼠的睡眠时间。后续实验进一步证实，α-蒎烯对人体的作用机制

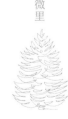

与安眠药相同，均通过相同的化学途径产生效果，只是前者没有副作用，且不影响进行深度睡眠所必需的"三角洲波"。通常来说，使用助眠药物虽然能延长睡眠时间，但是会降低睡眠质量，因为它减少了进行深度睡眠所需的脑波活动。而摄入 α-蒎烯的小鼠则睡得更沉、更久。

松树产生的植物杀菌素主要由一类名为"萜烯"的化学物质构成：α-蒎烯的含量最高，位居其次的 3-蒈烯同样有助于改善啮齿动物的睡眠质量。换言之，松树至少能够产生两种促进睡眠的化合物。

研究人员现在已经在人体上进行实验，并取得了可喜的结果。在韩国 2019 年的一项研究中，一组癌症患者在以雪松、柏树和落叶松为主的森林中度过了 6 天，体验了日本人所称的"森林浴"，包括每日散步 30 分钟。实验结束时，这些患者的睡眠效率（在床上睡着而非辗转反侧的时间与卧床时间之比）得以提升，睡眠时长也相应增加了。

日本的另一项研究发现，如果午后在松林中散步，植物杀菌素的催眠效果就会增强。这项研究的参与者的散步时间为 2 小时，他们分别被要求在上午和下午散步。两组参与者的睡眠时间都有所延长，但睡眠时间更长的是在下午散步的人。

我曾有幸如同玛丽·沃斯通克拉夫特那样漫步在挪威

的松林之中，深吸浓郁的香气，体验恢复活力的感觉。许多作家对松林的气息赞誉有加，然而，我尤为钟爱南·谢泼德的描述："宛若沸腾的草莓酱。"在夏季的几个月里，我徒步探险并采摘越橘（这是斯堪的纳维亚半岛传统的夏季活动）；在冬季，我则在雪中漫步。在北欧严寒的冬季，松树的香气愈发让人感到神秘。据研究森林浴的先驱李卿博士说，森林浴可以在任何时候进行，不过在气温达到30摄氏度时，植物杀菌素的浓度最高。

然而，新的研究表明情况并非总是如此。萜烯的释放受多种因素的影响，除了温度，日照的时间与强度、季节、树龄也会影响森林里萜烯的浓度。韩国的一项研究发现：部分森林九月的萜烯浓度较高，部分森林五月的萜烯浓度较高；部分森林夜间释放的萜烯较多，另一部分则白天释放的较多。在这项研究中，一致的影响因素是树龄与风：老树产生的萜烯较少，而风总会将萜烯吹散。

萜烯不仅仅能促进睡眠。丹麦2021年的一项综合分析表明：吸入天然衍生化合物可减轻炎症反应，增强免疫力；每周运动30分钟能够有效降低高血压和抑郁症的发生率。不过需要留意的是，吸入植物杀菌素4小时后才会获得最佳疗效。

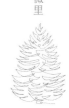

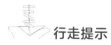 **行走提示**

为了改善睡眠质量，你可以午后在森林里散步并深呼吸。此外，还可以尝试运用调香师的闻香技巧，连续且急速地吸气。

寻找天然的常绿森林，而非商业松林。松树的种类越多，植物杀菌素就越多样。

为了适当摄入萜烯，建议在温暖且无风的天气里，在"年轻"树木多的森林中漫步。

在其他林地漫步同样有诸多益处（参阅"第19周：漫步林荫间"）。因此，就算你家附近没什么常绿植物，你亦无须过分忧虑。

附近没有树？不必灰心。美国西北大学的一项研究成果显示，长期使用跑步机运动的女性失眠患者，每晚的睡眠时间比不运动的女性患者长45分钟。

拥有广阔松林的国家 / 地区有苏格兰、德国、加拿大、美国、塔斯马尼亚岛、韩国、波兰、日本等。你可以进行徒步旅行（参阅"第36周：背包一何重，云山千万里"）或体验生态疗法。如今，部分森林还提供引导式森林浴服务。

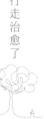
我被行走治愈了

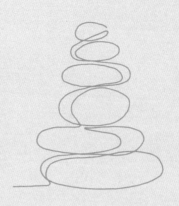

第51周
行到水穷处，
禅在云起时

有一次，我在美国新墨西哥州行走时没有带地图，结果迷路了，不知不觉走进了一座寺庙，发现四处都是行禅的僧侣——他们身着海青（僧袍）、赤足，悄无声息地缓缓行走着。我端详他们的举止神情，讶然不已。尽管我练习冥想已有些年头，也渴望全然专注于当下，但闭目静坐仍然让我感到昏昏欲睡。而且，脊柱的疼痛也提醒我少静坐、多活动。因此，我曾一度彻底放弃了冥想。但在这座寺庙，我偶然间发现了这种极其优雅的步行冥想，亲眼看见僧侣们借助步行节奏（明显地）达到了内心平静，这让我开始重新审视冥想——用行走的方式。

诸多研究都揭示了冥想有助于减轻日常生活中的压力。如果这些压力得不到有效调节，往往会留下深刻而持久的

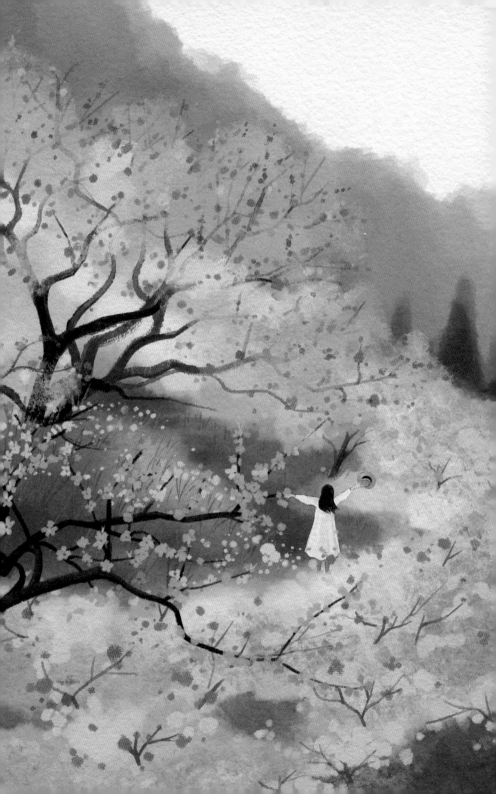

"印记"，如血压升高、出现炎症、免疫力下降、失眠、感到抑郁 / 焦虑等。回顾了 16 项探讨冥想如何影响护士（一个典型的"被压力和倦怠困扰"的群体）的研究后，研究人员发现冥想能够在一定程度上减轻压力、焦虑、抑郁和疲惫。其他研究人员推测，冥想（包括静坐冥想和步行冥想）有助于预防甚至逆转压力环境对人体造成的不良影响。罗马大学的生物学家萨布丽娜·文迪蒂（Sabrina Venditti）指出，这一效果是通过"优化我们的免疫系统、新陈代谢和压力反应途径"实现的。文迪蒂说，冥想似乎能在细胞层面上改变人体，激活"有益"基因的表达，抑制"有害"基因的表达，她还用了一个生动的词语"沉默分子"来陈述她的观点。

冥想的功效并不仅限于缓解压力、恢复精力和改善健康状况。研究发现，它还能实质性地改变大脑结构，比如强化前额皮质（大脑中负责做计划和决策的区域），增大海马体（即人的记忆存储库），缩小杏仁核（大脑中与恐惧和焦虑相关的部分）。脑部扫描图像显示，经常冥想的人大脑灰质更多（灰质是包含神经元的组织，与智力水平密切相关）。

哈佛大学神经学家萨拉·拉萨尔（Sara Lazar）管理着一个研究冥想对大脑的影响的实验室。在进行了一项涉

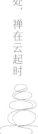

及大量冥想者的脑部扫描实验后，拉萨尔解开了一系列众人关注的疑团：改变大脑结构需要冥想多久，数年还是数月？冥想频率如何最合适，每周一次、每日一次，还是每小时一次？冥想最好持续多长时间，几小时还是几分钟？

拉萨尔的发现让她自己都感到惊讶：短短 8 周内，那些以往从未尝试过冥想的参与者的大脑关键区域竟然得到了扩展。更重要的是，这只需要每天冥想 27 分钟。后续的其他研究进一步证实，仅冥想 15～20 分钟便能让大脑出现显著的变化。拉萨尔指出，参与实验的 50 岁左右的冥想者在实验结束后的脑部灰质厚度竟然与年龄只有他们一半的人相当。

步行冥想将冥想的作用与运动、新鲜空气的益处结合起来，这并非什么新鲜事。这种做法并不新颖，事实上，它可以追溯到公元前 6 世纪。有文献记载，东方的一位先贤一生都在步行中度过。在长达 50 年的时间里，他穿行于小镇、城市、乡村，四处讲学。每年三个月雨季静修期间，他的行禅被认为变得更正式。另有文献记载，这位先贤将行走用于练习正念，进而实现内心的平静、清晰与满足。

然而，行禅能够达到与传统的坐禅一样令人印象深刻的效果吗？看起来确实可以。一项研究发现，步行冥想可以减轻抑郁和压力，同时增强体能、柔韧性、敏捷性、平

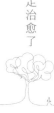

衡能力和心肺耐力（这些是医生用来衡量整体健康和健身效果的重要指标）。这项研究还发现，尽管各类步行方式均能显著减轻炎症反应、降低低密度脂蛋白胆固醇水平，但只有步行冥想能够同时降低皮质醇、低密度脂蛋白胆固醇，以及与炎症和抑郁症相关的白细胞介素-6 的水平。此外，2019 年的一项研究证实，进行步行冥想的老年女性参与者身体的平衡性和协调性更好。

那么你该怎么开始呢？西尔维娅·布尔斯坦（Sylvia Boorstein）建议慢走 30 分钟。她强调，常规冥想以呼吸为基础，步行冥想则遵循步行节奏。她建议选择一个"私密且简约"的环境，在室内或室外小范围行走。行走路线应至少长 3 米，尽量减少干扰因素，以便全神贯注于脚下的步伐。

闭上眼睛。不要动，深呼吸几次。把注意力集中到身体上，自足部起，感受注意力愉悦地扎根于你体内，再向上来到躯干和双臂，升至头部，而后返回至足部。

睁开眼睛，开始走路，专注于足部的抬升和步伐、手臂的摆动，或者把手轻轻放在背后的感觉。"感觉整个身体都在空间中移动。"布尔斯坦说。当你走神的时候，确认让你分心的源头，然后排除杂念，使注意力回到身体和有节奏的抬脚、落脚上。不需要任何特殊的步态或步伐。你可以慢慢地走，但要把注意力集中在脚上，体会脚底在地面上有意地运动、它们与地面的持续联系、着地时的沉重感，以及抬起每条腿时的轻盈感。

体会手臂的摆动，品味树林中飘散的气味，聆听鸟鸣的声音，关注呼吸的节奏，感受压力在一条腿与另一条腿之间转移，以及微风轻拂肌肤的感觉。在观察和体会的同时，勿沉迷于这些感官体验，而应始终将注意力集中在足部动作和呼吸上。

释一行（Thich Nhat Hanh）建议尝试各种呼吸方式，比如延长呼气时间，以便将肺部所有（"陈旧的"）空气排出。他解释说，人可以通过关注肺部并调整呼吸节奏、改变呼吸模式来改善呼吸与循环系统。

步行冥想的方式并无对错之别，我没有关于速度、时间、姿势或地点的建议（但我建议尽可能选择一条平坦、笔直的道路）。关键在于，通过行走这一物理过程，将注意力全然集中在当下。对许多人而言，行走这个简单的动作能让自己专注于当下，让大脑暂时远离无休止的纷扰。然而，步行冥想还需要你将更多的注意力集中在步行节奏上。你如果愿意，可以使步行节奏与呼吸节奏同步，就像使用阿富汗步法一样（参阅"第35周：游牧时光益处多"）。跟静坐冥想一样，步行冥想也能训练思维能力，使

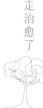

你更专注于当下，还能让你的四肢得以活动、肌肉得以工作，促进血液流动。

 行走提示

步行冥想可以在行走（如功利性行走——去上班或去超市，这对时间紧张的人特别有用）刚开始或快结束时进行。

虽然布尔斯坦的建议时间是 30 分钟，但步行冥想可以短至几分钟，步行的快慢随你心意。

喜欢静坐冥想吗？推荐你在静坐冥想后就去散步。研究表明，将静坐冥想与散步结合起来，对那些腰痛或焦虑的人而言，效果显著。

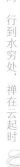

第51周 行到水穷处，禅在云起时

271

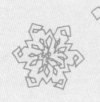
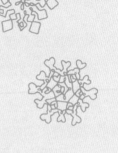

第 **52** 周

深度走世界，
分形最魔幻

10 年前，作家兼景观设计顾问托尼·希斯（Tony Hiss）出去买了一杯冰咖啡。他走到贝果店所在的那一小段路时，忽有所感："那熟悉的外部世界，竟在顷刻之间呈现出了未曾发现的面貌。"尽管一生中大部分时光都在纽约市度过，但此刻，"那些日常所见的事物……似乎发生了翻天覆地的变化……它们仿佛拥有了生命……里面写满了故事"。希斯的目光落在了一个蓝色的邮筒上，他没有匆匆走过，而是开始思考这个邮筒是如何建成的，思考邮筒的设计、制造和选址，感叹这个过程中人们的"精心爱护、深思熟虑和……智慧"。这次让"意识和注意力得到了强化、重组和重新分配"的顿悟经历改变了希斯的行走方式。回到家后，他精神饱满，同时也萌生了一个想法：动起来能激发冒险精神。后来，他创造了"深度旅行"这个词。然而事实上，这次催生出了不起的想法的冰咖啡之行，并不是"深度旅行"，而是"深度行走"。

走得"深"必然意味着走得慢。当然，本书中许多类型的行走都属于深度行走——行走时，人的感官、思维和精神都参与其中。观察鸟儿、蘑菇、花卉、建筑、云朵会让人走得很"深"。寻找声音、气味和享受寂静也会让人走得很"深"。此外，还有另一种可以将行走转变为探险的简单方法：在行走中寻找分形图案。

分形图案是一系列重复的图案，通常是复杂的、相同的，在大自然中屡见不鲜，如雪花、蕨类植物、海浪的形状。分形图案在我们身边随处可见，能为我们带来极大的愉悦。物理学教授理查德·泰勒（Richard Taylor）研究分形图案已有数十年。他认为，观察分形图案能够"诱导身体发生惊人的变化"，比如减轻压力、增强认知能力、增强注意力。通过脑电图和功能性磁共振成像进行的研究证实了这一观点：观察分形图案会用到大脑的多个区域，比如海马体，它在情绪处理、空间定向和记忆方面发挥着重要作用。泰勒的研究表明，哪怕仅仅看一看分形图案，也能将压力水平降低 60%。

然而，并非观看所有的分形图案都有这样的效果，尤

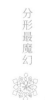

其是在安抚情绪方面。分形图案的复杂性可用"分形维数"来衡量。通常而言，分形维数介于 1 和 2 之间，较疏松、较大且不太复杂的分形图案（如云朵或平坦地貌）的分形维数接近 1，而特别复杂、细小且紧密的分形图案（如叶脉或森林）的分形维数则接近 2。泰勒的研究发现，最能安抚人心的分形图案的分形维数介于低等至中等之间：在观察分形维数在 1.3～1.5 的分形图案时，大脑会生成令人愉悦的 α 脑波，让人保持平静、投入，既不感到无聊（看分形维数为 1 的分形图案时）也不至于困惑（看分形维数为 2 的分形图案时）。

近期，一项关于幼儿接触分形图案的研究揭示，人对分形图案的欣赏在 3 岁之前就开始了。研究人员由此推测，人天生便喜爱分形图案，认为分形图案让人很放松。泰勒认为，人对分形图案的天然喜好可能源于人眼的运作机制——他的实验证明，人眼能够对分形图案进行追踪。

分形图案并非仅仅存在于大自然中。它们在城市中虽然不甚明显，但你若仔细观察，从教堂的窗户、公园石头上的地衣，到花店橱窗内的花卉布置，以及画廊中的绘画作品，分形图案几乎无处不在。艺术作品中经常出现分形图案，杰克逊·波洛克（Jackson Pollock）的绘画作品（泰勒曾对波洛克的画作从分形角度进行过深入研究）就是如此。人们不需要长时间盯着分形图案看，根据泰勒的说法，只需要看到环境中的分形图案，人们便能从中受益。

寻找分形图案是推动深度行走的众多方法之一。在我所居住的伦敦，植物学家们常在住宅区组织除草和散步活动。这些住宅区，具有文化和历史价值。公园、博物馆、名人故居也是徒步旅行的理想之地，适合讲述民间传说、建筑历史、名人故事。真菌漫步则可以让人在树篱和公园被遗忘的角落寻找菌菇（为了健康，不可随意食用野生菌菇）。许多此类的散步活动皆以分形图案为核心，然而我要说的重点是，只要上网搜索，你就会发现众多杰出人士非常乐意在步行时分享他们丰富的知识，而且这样的漫步活动费用很低。

深度行走似乎能够激活并强化大脑中的某些神经元。2021 年，荷兰神经学家发现，大鼠大脑中存在一种被称为"好奇心回路"的结构，位于一个深藏于大脑内部的区域——未定带。实验表明，当进行"深度调查"时，未定带的活跃度上升，而在进行"浅调查"时，未定带则不活跃。这一发现意味着深度行走不仅能够增强生理功能，同时也能够增强思考能力。

深度行走并非真的为了强化神经元。其关键在于转变人们对行走的认知，这样人们就不会再将其视为单调乏味的活动，或者是为了到达某个地方而不得不进行的活动。相反，人们会把行走看成一次从容不迫的探险、一场邂逅、一次惊喜的经历和一次对健康的投资。希斯是这样解释的："在难忘的旅程中，人们……进入了自己头脑中不一样的角落，并开始产生某种具有独特兴趣和关注范围的意识……（从而）让这一日显得更具活力，充满无限可能。"我也赞同此观点。在人行道的裂缝中，在缺失了树皮的树缝里，以及在薄薄的地球表层之下，人们可以发现整个宇宙。

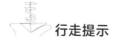 **行走提示**

深度行走本质上是专注地行走，所以请独自行走或与志趣相投的伙伴同行。

无论是具备地理、地质、建筑、历史和分形方面的知识，还是具备植物学方面的知识，都有助于深入行走。建议提前阅读相关信息，下载一个合适的手机应用程序，或者找一个专业的步行向导。

利用徒步应用程序为在城市中行走添彩，参与有组织的徒步旅行也可以。现在许多徒步旅行的路线都不在（或不仅仅在）通常的、热门的旅游路线上。你可以参加柏林有向导带队的"涂鸦漫步"、伦敦的"地下河漫步"、东京的"步行研讨会"、巴黎的"'巴黎女性'步行之旅"，或者纽约的"'民族饮食'之旅"。

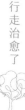

在清晨，此时街道明亮而空旷，正是在市区进行深度行走的理想时机。

带孩子去乡间散步，鼓励他们尽可能多地寻找分形图案吧。

画出你发现的分形图案（参阅"第33周：东城渐觉风光好，边行边绘写心情"）。

分享你的专业知识，用它们规划一条步行路线。

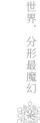

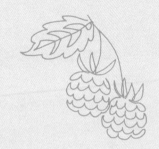

后　记

　　人类历经千百万年的进化，每日行走于世间，承受重压，接受风雨、阳光与阴霾的洗礼，攀登高峰，涉足河畔，穿越森林和平原。人类进化得如此之快，以至于人体内的600多块肌肉始终处于运动状态。人类进化到肺部能盛空气，鼻腔能嗅闻气味，皮肤能感知阳光，头发能感受微风，足部能感知沙子和土壤。此外，身为智人，人类也进化出了节省宝贵能量的能力。现代生活恰恰满足了人类天生节约能量的欲望——确切地说，激发了人类无所事事的欲望。如今，行动之少、运动之少，皆如家常便饭，在电气化、信息化的时代，抵制这种诱惑愈发困难。

　　人们必须克服节约能量的天性。为维护身心之完整，人们需要积极投身户外活动，每日至少一次。离开舒适家居，追随直觉，以行走感知世界，这时的人们才是最具活力的。此书乃我献给行走的情书。期盼它能激发你站起身来，走出门去，尽享常驻户外、徒步探险、亲近自然的无尽福祉与丰盈。

我的父亲坚决反对我驾驶汽车，所以我常常行走。在我撰写此书之际，父亲离开了人世。因此，我将最后一句话献给我的父亲："（行走时的）动作务必轻柔，想象自己如羽毛般轻盈，跟随飞行的鹡鸰，翩若起舞。"

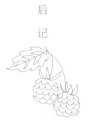

后
记

关于作者

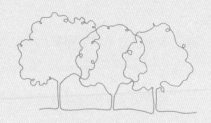

　　安娜贝尔·斯特里茨（Annabel Streets）的小说作品曾获得大奖，是很多人的热门研究对象。她创作的小说有：《乔伊斯女孩》（*The Joyce Girl*），讲述了詹姆斯·乔伊斯的女儿露西亚的故事；《弗里达：原汁原味的查泰莱夫人》（*Frieda: The Original Lady Chatterley*）；被誉为英国维多利亚时代版《朱莉与朱莉娅》（*Julie & Julia*）的《伊丽莎小姐的英式厨房》（*Miss Eliza's English Kitchen*）。她还著有叙事类和实用类非虚构作品。她以笔名安娜贝尔·艾布斯（Annabel Abbs）撰写了非小说类作品《逆风飞扬：漫步开拓女性之路》（*Windswept: Walking the Paths of Trailblazing Women*），以女性主义的视角思考生活中行走的力量，并谈及乔治亚·欧姬芙（Georgia O'Keeffe）、西蒙娜·德波伏瓦（Simone de Beauvoir）和弗雷达·劳伦斯（Frieda Lawrence）等杰出女性的生活事迹。她署名安娜贝尔·斯特里茨，与他人合著了实用类非虚构作品《长寿研究：50 种方法让你活得更长、更好》（*The Age-Well Project: Easy Ways to a Longer, Healthier, Happier Life*）。她的作品已被翻译成 30 多种语言。

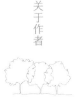

关于作者